美容整形技术丛书

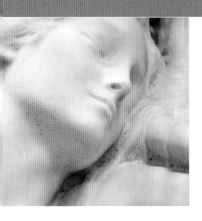

面 部 年 轻 化 微 创 手 术

Minimally Invasive Facial Rejuvenation

注　意

　　医学在不断进步。虽然标准安全措施必须遵守，但是由于新的研究和临床实践在不断拓展我们的知识，在治疗和用药方面做出某些改变也许是必需或适宜的。建议读者核对本书所提供的每种药品的生产厂商的最新产品信息，确认药物的推荐剂量、服用方法、时间及相关禁忌证。确定诊断、决定患者的最佳服药剂量和最佳治疗方法以及采取适当的安全措施是经治医师的责任，这有赖于他（她）们的个人经验和对每一位患者的了解。在法律允许的范围内，出版商和编著者对于因与本书所包含的资料相关而引起的任何个人损伤或财产损失，均不承担任何责任。

出版者

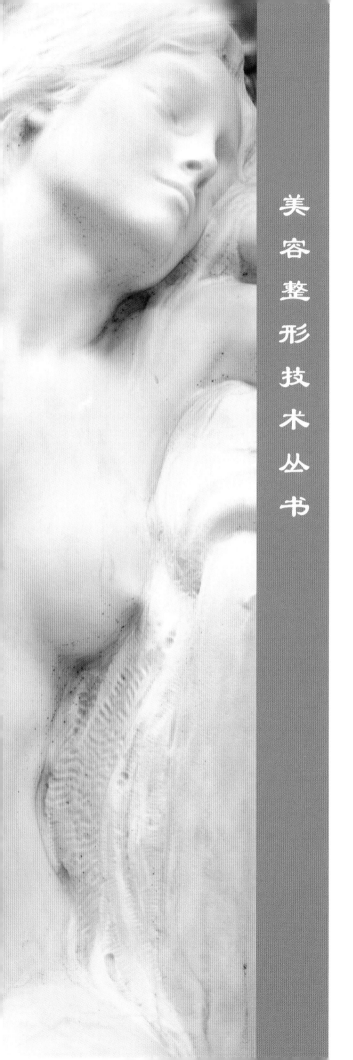

美容整形技术丛书

面部
年轻化微创手术

Minimally Invasive Facial Rejuvenation

原　著　Farzad R. Nahai
　　　　Foad Nahai

主　译　赵小忠

译　者　樊　昕　付　俊　李　贞
　　　　李远宏　卢　忠　罗瑶佳
　　　　马晓艳　孙林潮　徐学刚
　　　　杨荞榕　赵小忠　朱荣艺

北京大学医学出版社

MIANBU NIANQINGHUA WEICHUANG SHOUSHU

图书在版编目（CIP）数据

面部年轻化微创手术 / （美）纳海（Nahai，F. R.）原著；赵小忠主译. —北京：
北京大学医学出版社，2016.1
　书名原文：Minimally Invasive Facial Rejuvenation
　ISBN 978-7-5659-1190-3

　Ⅰ．①面…　Ⅱ．①纳…②赵…　Ⅲ．①面-美容-整形外科学　Ⅳ．①R622

中国版本图书馆CIP数据核字（2015）第176166号

北京市版权局著作权合同登记号：图字：01-2014-8506

Elsevier（Singapore）Pte Ltd.
3 Killiney Road，#08-01 Winsland House I，Singapore 239519
Tel：（65）6349-0200；Fax：（65）6733-1817

面部年轻化微创手术

主　　译：赵小忠
出版发行：北京大学医学出版社
地　　址：（100191）北京市海淀区学院路38号　北京大学医学部院内
电　　话：发行部 010-82802230；图书邮购 010-82802495
网　　址：http://www.pumpress.com.cn
E-mail：booksale@bjmu.edu.cn
印　　刷：北京强华印刷厂
经　　销：新华书店
责任编辑：刘　燕　　责任校对：金彤文　　责任印制：李　啸
开　　本：889mm×1194mm　1/16　印张：10.75　字数：358千字
版　　次：2016年1月第1版　2016年1月第1次印刷
书　　号：ISBN 978-7-5659-1190-3
定　　价：139.00元
版权所有，违者必究
（凡属质量问题请与本社发行部联系退换）

著者名单

Richard H. Bensimon MD
Plastic Surgeon, Pearl Women's Center,
Portland, OR, USA

Mark A. Codner MD
Plastic Surgeon, Private Practice, Paces Plastic
Surgery, Atlanta, GA; Clinical Assistant Professor,
Division of Plastic and Reconstructive Surgery,
Emory University, Atlanta, GA, USA

Sydney R. Coleman MD
Private Practice, TriBeCa Plastic Surgery, New
York, NY, USA

Miles H. Graivier MD, FACS
Private Practice, North Atlanta Plastic Surgery,
Roswell, GA, USA

Erik A. Hoy MD
Resident, Department of Plastic Surgery, Brown
University, Providence, RI, USA

Alan Matarasso MD
Clinical Professor of Plastic Surgery, Albert
Einstein College of Medicine, New York, NY, USA

Farzad R. Nahai MD
Clinical Assistant Professor, Division of Plastic
Surgery, Emory University School of Medicine,
Atlanta, GA; Private Practice, Paces Plastic
Surgery, Atlanta, GA, USA

James Newman MD
Facial Plastic Surgeon, Stanford University School
of Medicine, Stanford, CA, USA

Salvatore J. Pacella MD, MBA
Attending Surgeon, Division of Plastic Surgery,
Scripps Clinic and Research Institute, La Jolla,
CA, USA

Malcolm D. Paul MD, FACS
Clinical Professor of Surgery, Aesthetic and
Plastic Surgery Institute, University of California,
Irvine, CA, USA

Oscar M. Ramirez MD, FACS
Clinical Assistant Professor, Johns Hopkins
University School of Medicine, Baltimore, MD;
Director, Esthetique Internationale, Timonium,
MD, USA

Alesia P. Saboeiro MD
Private Practice, TriBeCa Plastic Surgery, New
York, NY, USA

Renato Saltz MD, FACS
President-Elect American Society for Aesthetic
Plastic Surgery; Former Associate Professor,
University of Utah; Director, Saltz Plastic Surgery,
Salt Lake City, UT, USA

David M. Shafer MD
Attending Surgeon, Manhattan Eye, Ear and
Throat Hospital, New York, NY, USA

Patrick K. Sullivan MD, FACS
Associate Professor, Division of Plastic Surgery,
Brown University, Providence, RI; Private
Practice, Providence, RI, USA

Patrick L. Tonnard MD
Assistant Clinical Professor, Department of
Plastic Surgery, Ghent University Hospital;
Director and Plastic Surgeon, Coupure Centre
for Plastic Surgery, Ghent, Belgium

Alexis M. Verpaele MD
Assistant Clinical Professor, Department of
Plastic Surgery, Ghent University Hospital;
Director and Plastic Surgeon, Coupure Centre
for Plastic Surgery, Ghent, Belgium

原著前言

我们非常开心地向读者提供这本有关面部年轻化微创整形手术的专著。你会发现这是一本关于已被使用的以及正在兴起的技术的完善参考书。本书由这些技术的先驱者们所撰写，呈现了面部美容的内镜、小切口开放手术、经皮以及面部皮肤表面技术。

小瘢痕整容术、颈部提升术、内镜眉间除皱和面部提升术代表了利用微创方法来达到美容目的的开放性手术。本书介绍了已被广泛接受的技术和仪器。化学剥脱术、A型肉毒杆菌美容、皮肤磨削术和脂肪注射代表了能满足微整形需要的技术。

不平整面部褶皱的缝合、金属丝皮下分离除皱、射频除皱都值得特别关注。我们认为这些令人兴奋的新兴技术在安全和有效方面颇有潜力，从而达到美容效果。重要的是要记住，与其他新生事物一样，这些手术被其开发者们所使用。为了发展这些技术，他们付出了大量时间。目前这些技术已经取得了很好的成果，有时成果可能是非常卓著的，有时会出现一些并发症。但我们必须记住的是，这些人正在改进这些技术。当新的使用者考虑采用这些技术时，他们必须要小心，而且要用开放、批判和谨慎的眼光来使用它们。有些技术经不住时间的考验，或者在其他人使用时出现失败。所以，这些技术在新的使用者中的成效是不一样的。我们坚信，技术娴熟的医生会安全地使用这些技术，但是功效和持久性还有待验证。

我们对这本书感到非常兴奋，相信读者会发现她非常有用，适合于临床医学，发人沉思，对手术者非常有益。为了实现面部年轻化，微创选择多种多样。我们想要感谢Bensimon、Codner、Coleman、Graivier、Hoy、Matarasso、Newman、Pacella、Paul、Ramirez、Saboeiro、Salts、Shafer、Sullivan、Tonnard和 Verpaele对本书和整容手术辛苦的工作以及慷慨的贡献。

Farzad R. Nahai MD, Foad Nahai MD

目　录

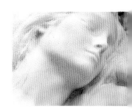

A 型肉毒杆菌毒素美容

Alan Matarasso，David Shafer 著

要 点

- A 型肉毒杆菌毒素通过阻止神经 - 肌肉接头处乙酰胆碱的结合，而起到化学去神经作用。
- 深层肌肉松弛后，肌肉间的平衡关系发生改变，从而起到改善面部皱纹和脸型的作用。
- 采用 A 型肉毒杆菌毒素注射技术时需要深入了解相关的解剖学知识。
- 治疗效果主要取决于功能和美学之间的平衡。
- 很容易识别治疗的不良反应，而且不良反应是暂时的。
- 患者选择和合理的注射技术是取得持续治疗效果的关键。

患者的选择

A 型肉毒杆菌毒素（botulinum type A neurotoxin, Botox® Cosmetic）是一种作用较强的制剂，通过将其注射于面部的目标肌肉而起到美容的作用。通过生理性的化学去神经作用，消除了肌肉对皮肤产生的拉力，暂时性淡化面部动力性皱纹。Botox® 美容治疗已经从最初的"皱纹治疗"逐渐过渡到成为一种改变面部动力学的技术。通过打破收缩肌和拮抗肌群之间的平衡关系，按照预期的治疗目标对面部表情进行精细调整。

使用 Botox® 时，要对化学去神经过程和面部的解剖学知识有一个基本的了解（图 1-1）。专性厌氧肉毒杆菌产生 7 种血清型的肉毒杆菌毒素（A、B、C、D、E、F 和 G）。在这些亚型中，A 型的毒性最强，应用最广泛。在非手术美容治疗中，以商品名称为 Botox®（Allergan，Irvine，CA）和 Reloxin®（Medicis，Scottsdale，CA）的 A 型肉毒杆菌毒素应用最多。实际上，自从 2002 年美国食品和药品监督管理局（Food and Drug Administration，FDA）批准将 Botox® 用于眉间纹治疗以来，Botox 美容注射治疗的数量已经超过前五位手术美容治疗例数的总和。2007 年美国美容整形外科协会（American Society for Aesthetic Plastic

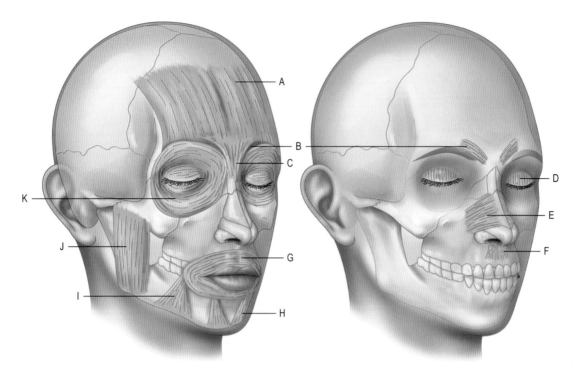

图 1-1 实用的面部解剖。（A）额肌，（B）皱眉肌，（C）降眉间肌，（D）上睑提肌，（E）鼻肌，（F）降鼻中隔肌，（G）口轮匝肌，（H）颏肌，（I）降口角肌，（J）咬肌，（K）眼轮匝肌

Surgery，ASAPS）公布的美容治疗统计结果为：吸脂（456 828 例）、隆乳（399 440 例）、睑成形术（240 763 例）、腹壁成形术（185 335 例）和缩乳术（153 087 例），合计 1 435 453 例。这一治疗总数仅为同期 Botox® 注射美容治疗（2 775 176 例）的 1/2。

商品名为 Myobloc（Elan Pharmaceutical，San Francisco，CA）的 B 型肉毒杆菌毒素也被用于非美容的医学治疗。尽管不同血清型的肉毒杆菌毒素具有独特的生化和神经药理学特性，其基本作用机制都是选择性阻断突触前膜乙酰胆碱的释放，导致神经传递中断，从而减弱肌肉收缩力或使肌肉瘫痪。因此，选择患者时一定要了解患者肌肉的作用力，确保患者外部容貌的变化不是由于静态纹或真皮萎缩所致。

很多与老化相关的面部形态与肌肉的过度活动、肌肉肥大以及面部表情模式有关，这些都是 Botox® 注射治疗的适应证。皮肤弹性降低和胶原蛋白容积的改变也是导致面部老化的原因，而这些是由于真皮的支撑作用变弱所致。皮下脂肪缺失和重力作用使面部软组织逐渐松垂，采用 Botox® 对这些患者进行治疗只会使老化更严重，因此，Botox® 本身并不具备抗老化作用，而是使肌肉在过度活动和面部表情维持之间获得

平衡，起到美容的作用。

适应证

面部年轻化的范围通常包括表面修复、替换、悬吊、复位、塑形、去除和松解等。Botox® 是使肌肉松弛的关键，特别是要根据患者的特点及其解剖学特征，确定其是否适合接受 Botox® 注射美容（表 1-1）。

医生和患者需要理解 Botox® 注射美容治疗的原理：

● 患者必须了解导致他或她对容貌不满意的生物学条件，以及 Botox® 在改善面部容貌中所起的作用。

● 在矫正面部表情肌过度活动时，患者应该意识到 Botox® 美容的化学神经阻滞作用。

● 患者应该将面部缺陷分开来看。A 型肉毒杆菌毒素注射对真皮、皮下组织萎缩以及皮肤过松所导致的面部老化并无改善作用。

对大部分患者来说，Botox® 注射美容都是安全、有效的。虽然治疗后并发症较少，但是一定要考虑全面（框 1-1）。治疗前要仔细了解患者的凝血功能（如血小板减少、血友病或接受抗凝血治疗）。此外，了

表1-1　Botox®美容治疗的适应证

美容	修复
上面部	面神经失调
● 额肌、皱眉肌、降眉间肌、眼轮匝肌	● 对侧肌肉瘫痪
中面部	隆乳术
● 提上唇鼻翼肌、鼻肌	● 纤维包膜
下面部	腮腺瘘
● 口轮匝肌、颏肌、降口角肌、颈阔肌、咬肌	头痛
外科手术后	颞下颌关节功能不良
● 切除术后遗留的皱眉肌活动，或颈阔肌折叠后仍有明显条索	多汗症
肌肉非正常活动	莫氏微创手术修复后
● 颏肌和咬肌	味觉性出汗（Frey 综合征）
联合治疗	上睑不对称
● 注射 / 填充和表皮修复	促进伤口愈合
	调查研究

框1-1　Botox®美容注射的禁忌证

对治疗成分产生超敏反应
　　清蛋白、氯化钠、肉毒杆菌毒素
注射部位感染
神经肌肉疾病
　　重症肌无力、Lambert-Eaton 综合征、运动神经疾病
药物干扰神经肌肉传导
　　抗生素（某些氨基糖苷类、林可酰胺类抗生素，多黏菌素 B）、青霉素、奎宁、钙通道阻滞剂（阿曲库铵、氯化琥珀胆碱）、抗胆碱酯酶药物、硫酸镁和奎尼丁等
所有可增加 A 型肉毒杆菌毒素瘫痪效应的情况
　　怀孕或哺乳
　　患者正在接受抗凝血治疗或服用阿司匹林（为相对禁忌证）
　　解剖不正常
　　皮肤松弛或光损害
　　心理调整能力差或有不现实的期望

解患者有无神经肌肉功能失调，如肌萎缩性脊髓侧索硬化症（amyotrophic lateral sclerosis，ALS）、肌无力、

Lambert-Eaton 综合征，这些疾病可能会增加严重不良反应的风险。由于上述患者对 Botox 的反应比较明显，治疗时需要患者的理解和配合。

2002 年 FDA 批准将 Botox® 用于治疗 65 岁以下患者的眉间纹。眉间纹和多汗症以外的其他美容治疗都不在商标许可的范围内。但随着研究的进展，不断积累了 Botox® 对面部动力学作用的经验，其应用范围已经扩展至所有年龄的男性患者。此外，治疗重点也已经从使表情肌完全瘫痪，转移到如何更好地控制拮抗肌群的作用力，从而实现面部的平衡美。对于不同年龄和性别的患者，其理想的面部平衡点也是不同的，在治疗中以此来调整 Botox® 的注射剂量和注射位置。Botox® 注射美容治疗对 65 岁以上和 18 岁以下者的安全性和有效性还没有被证实。年龄并不是 Botox® 美容治疗的禁忌证。直到现在，Botox® 对儿童和青少年人群的安全性和有效性尚未确立。但是，在非美容医疗中，肉毒杆菌毒素在儿科的适应证远大于成人。

仔细选择患者和治疗前咨询也是很重要的，这对患者的满意度有很大的决定作用。若患者选择错误，面部肌肉的瘫痪效应可能会导致患者出现不愉快的心理变化（框 1-2）。随着患者市场的扩大，以及患者从

框 1-2　具有潜在问题的患者	
• 怀有不现实期望的患者	• 漫不经心或有不良就医史者
• 具有强迫观念的患者	• 非常重要的患者
• 突然心血来潮的患者	（very important patient，VIP）
• 粗暴的患者	• 不合作的患者
• 过度夸张的患者	• 非常健谈的患者
• 邋遢的患者	• 好攀比医生的患者
• 有轻度或妄想畸形的患者	• 情绪低落的患者
• 你或你的同事不喜欢的患者	• 整形狂热者
	• 讨价还价的患者
• 贬损其他医生的患者	• 面临起诉的患者

各地网站上接受的自我"教育"，治疗前仔细分辨患者的期望值显得尤为重要。

出于诸多原因，我们并不推荐在非医疗机构使用 Botox® 进行美容治疗，如健康会所、家庭或聚会场所等。一旦出现紧急情况，这些场所不能提供应急的救护设备。诊所外治疗通常不能保留必要的医疗记录。在一个空气中弥漫着乙醇的聚会场所，在众目睽睽之下，医生很难与患者达成一致，也不便于开展医疗操作。适当随访也是一个难题。通过术后随访，可对治疗不理想的病例重新进行讨论，这样才能更好地改进治疗技术。不专业的治疗场所也会降低医生的治疗水准。另外，在这些非医场所进行执业时一旦出现医疗纠纷，施治者会处于受伤害的位置。

治疗技术

治疗前准备

患者教育

在向医生咨询前，先由一名工作人员接待患者，并向其提供必要的信息。有些患者是由先前接受过 Botox® 注射美容的朋友推荐，或咨询前已在网上查阅了大量相关资料，因此，许多术前教育主要是对患者所获取的认识进行解释，并对患者的某些误解进行更正。例如，Botox® 的作用机制是通过松解肌肉达到舒展皮肤的目的。如为真皮萎缩所致皱纹，则需要真皮填充治疗，而患者认为是 Botox® 注射没有起到作用（图 1-2）。此外，进行眉外侧治疗时，并不能使额肌完全瘫痪，否则会导致眉下垂。而额肌部分瘫痪时又不能使眉上纹完全消失（图 1-3）。所以对有额肌注射治疗需求的患者，在治疗咨询中要说明这一点。

治疗史

治疗患者之前应询问其是否有过外用治疗、填充治疗或麻醉手术史。了解患者有无 Botox® 注射治疗史，注射部位、剂量，治疗反应如何，患者是否满意等。手术治疗史和注射填充治疗也同样重要，因为可能会改变治疗部位的解剖结构。通常患者会记得注射部位，但不知道填充剂的类型和注射剂量。

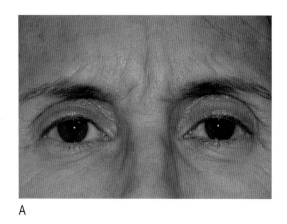
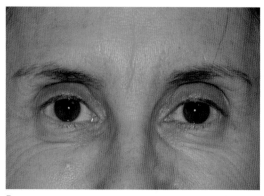

A　　　　　　　　　　　　　　　　　B

图 1-2　Botox® 美容注射后，由于真皮萎缩表现为持续眉间纹。（A）Botox® 注射前，（B）Botox® 注射后

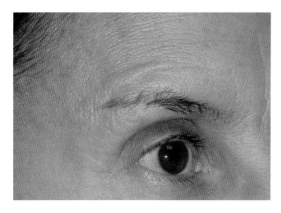

图 1-3　Botox® 治疗额纹时，特意保留眉上皱纹。这些皱纹的消除通常是以眉外侧下垂为代价的

体格检查

　　嘱患者面对镜子，对预期注射部位做肌肉收缩动作（图 1-4）。一方面，判断肌肉的强度；另一方面，肌肉收缩所产生的皱纹可作为治疗前患者教育的工具。让患者做不同的会加重特定的面部皱纹的动作，如皱眉（眉间纹）、斜视（外眦纹）、抬眉（水平额纹）、做鬼脸（颈阔肌带）、缩唇（唇垂直纹）。患者以前从未在这种程序下检查自己的面部，这些检查使患者对治疗前具有的不对称和其他相关的面部特征有了新的了解。如通常人们的左侧面部更容易老化，特别是容易形成鱼尾纹，因为我们在开车时更容易暴露左侧面部。此外，患者习惯性的面部肌肉收缩动作可能会导致面部皱纹不对称。通过调整 Botox® 的注射部位和剂量，可以来改善面部不平衡。注射剂量可以是通用的，但最好根据患者的性别、既往治疗史、肌肉作用强度和预期治疗目标制订个性化的治疗方案。治疗部位同时存在的其他老化问题并不能通过 Botox® 注射治疗予以矫正（如颈部皮肤松弛、眼周静态纹等），甚至可能会使这些情况加重，治疗前需向患者说明。术前照片和（或）视频是术后讨论的重要资料，并对进一步治疗具有指导作用。

　　接着，对患者先前存在的下垂进行检查。在治疗前后可能会遇到多种下垂（表 1-2），需要与以下情况进行区别：①药源性眼睑下垂（扩散至上睑提肌）。②先前存在上睑下垂（由额肌的过度活动所代偿）。③眉下垂（假性上睑下垂，发生在额肌松弛后）（图

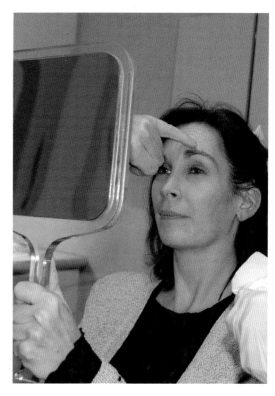

图 1-4　患者检查

1-5）。有趣的是，有眼科医生报道向上睑提肌注射 Botox® 并不会导致上睑下垂。在 Botox® 治疗前、治疗中和治疗后结合患者的眉外侧形态，可确保 Botox® 注射治疗后不会出现上睑下垂（图 1-6）。

　　在注射前的 10 ～ 14 天，嘱患者尽量避免服用含阿司匹林或维生素 E 的药物、非甾体类抗炎药、营养保健品，以避免影响患者的凝血功能，以减少术后淤血的发生。像其他治疗一样，治疗前与患者签订治疗同意书和健康保险流通与责任法案（health insurance portability and accountability act，HIPPA）表。需要签订拍照同意许可书，以便拍摄患者的正、侧和斜位照片或进行录像。治疗前针对患者最关心的问题、导致不满意生物学效应的原因和可提供的治疗方案等与患者进行深入交流。同时，向患者解释 Botox® 的特殊作用、预期治疗效果、疗效持续时间和潜在并发症。还要向患者说明，与真皮填充在治疗后即刻就能显现治疗效果不同，Botox® 注射美容的反应较慢（直到 14 天后才开始显现）。最后，我们与患者讨论 Botox® 注射美容的利弊，以及可能的备选治疗方案。治疗前应该把所有的问题都向患者交代清楚。

表1-2 不同类型上睑下垂的区别

	药源性上睑下垂
原因	可能是由于皱眉肌注射治疗后，Botox® 扩散至上睑提肌。
表现	休息状态下的上睑显得很重、很疲惫或不对称。
治疗	用刺激 Müller 肌的滴眼液进行治疗，如萘甲唑啉滴眼液（Alcon, Inc, FortWorth, TX），每日 3～4 次；或用浓度为 5% 的安普乐定进行治疗。药源性上睑下垂是 Botox® 注射治疗的少见并发症，通常在 Botox® 的美容作用消失后，上睑下垂也会改善。此外，也可以用浓度为 2.5% 的盐酸去氧肾上腺素滴眼液（Bausch & Lomb），每眼 2 滴，必要时用。
	暴露出先前存在的上睑下垂
原因	由于额肌活动减弱，可能暴露出先前存在的上睑下垂。
表现	松弛的额肌对上睑的拉力变小，导致上睑下垂。
治疗	可用 Müller 肌激动剂进行治疗。仔细的术前检查非常重要。
	真性眉下垂
原因	对额肌进行 Botox® 注射，导致眉的位置降低。
表现	眉下垂后，患者表现为上睑饱满，实际上上睑并未下垂。眉与上睑之间的软组织在上睑堆积是导致上睑变得饱满的原因。
治疗	由于眉下垂是导致上睑饱满的原因，因此，使用 Müller 肌激动剂是无效的。这种"并发症"让患者感到特别痛苦的是他们看起来是疲惫的，而并不是使面部年轻。如果治疗前患者的眉较松弛，而额纹较深，通常是容易导致此并发症的先兆。保持外侧颞肌对眉的提升作用，才能在用 Botox® 治疗眉上皱纹后不会出现眉下垂（图 1-6）。

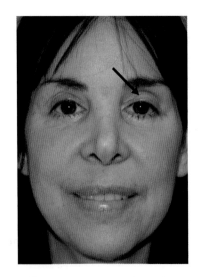

图 1-5 Botox® 治疗前由上睑提肌断裂导致的上睑下垂

治疗技术

患者准备

在治疗和使用局部麻醉药前，先将面部的化妆品和唇膏清洗干净。患者期望在治疗副作用、并发症最少以及恢复时间最短的前提下获得最佳疗效，故医生应尽全力减少患者的不适感，增加治疗的安全性，因此，在注射治疗前应为患者涂抹外用的局部麻醉软膏。另外，对治疗部位进行冷敷也可以减轻患者的不适感。对于特别焦虑的患者，治疗前使其服用抗焦虑药物（口服 5mg 地西泮）。患者取直立位，以确保将 Botox® 注射至正确的解剖部位。

标记

对于典型的治疗，治疗前无须术前标记。通过让患者反复地收缩肌肉，可以确定出合适的治疗位置（图 1-7）。此外，患者取直立位不会使注射部位变形。如果患者需要在外科手术中进行 Botox® 注射治疗，可以在预计注射的肌肉上直接标记，而不必在皮肤皱纹的最深处做标记。不要在皮肤上做标记，以避免治疗后因清洗标记而使 Botox® 扩散至不必要的部位。

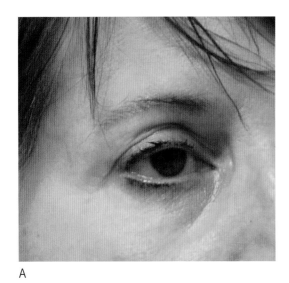 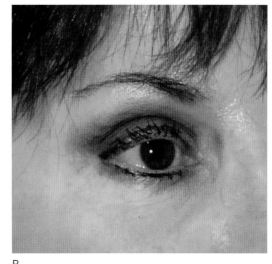

A   B

图 1-6　（A）经皮眉外侧提升术前。（B）通过手术将外侧眉恢复至理想的位置，从而能通过 Botox® 注射消除眉上皱纹

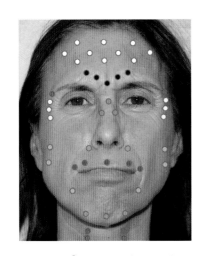

图 1-7　常用的 Botox® 注射点（表 1-3）

A 型肉毒杆菌毒素的准备

厂家生产的 A 型肉毒杆菌毒素为单次使用的冻干粉剂，每瓶含有 100U 的 A 型肉毒杆菌毒素。开瓶后，A 型肉毒杆菌毒素可在 2～8℃的环境中保存 36 个月。用不含防腐剂的无菌盐水缓慢配制 A 型肉毒杆菌毒素。在配制过程中尽量避免产生泡沫。取掉小瓶上的橡胶塞后再进行溶液配制，可减少泡沫的产生，以避免溶液制备过程中所导致的 A 型肉毒杆菌毒素失活。我们习惯在注射前 24 小时内配制 A 型肉毒杆菌毒素。配制好的 A 型肉毒杆菌毒素溶液应该是透明、无色、无颗粒物的溶液。

临床上对配制好 Botox® 的寿命和储存时间存在争议。厂家建议，配制好的 Botox® 应在 4 小时内使用完。

技术

准备工作完成后，患者取舒适坐位，确定出需要注射的每块肌肉。用左手稳定或控制肌肉（如颈阔肌），右手进针。按照目标肌肉的确切解剖部位，使针头与注射区域呈 90° 或稍小于 90° 角（图 1-8）。在美容外科手术前或术后即刻注射 Botox 是比较安全的。

注射时，采用合适的注射技术将 Botox® 垂直注射至非收缩状态的肌内。需避免将 Botox® 注射到收缩的肌内或骨膜，以最大限度地减少给患者带来的不适感。可以将 Botox® 注射至多种不同的层面：注射至肌内，如皱眉肌和颈阔肌；注射至皮下组织深面和肌肉表面之间，如额肌；或注射至更浅表的层次，如眼轮匝肌。首选多点序列注射法，而不采用需要经过按摩扩散的弹丸注射技术。有些医生通过肌电图来定位肌肉，但通过触诊和观察很容易辨认面部肌肉，故通常无须用肌电图进行定位。肌电图引导的主要优势在于能够更准确地确定运动神经终板的位置，以便于进行更准确的注射，提高低剂量对 Botox® 注射的有效性。但肌电图引导注射常用于非美容用途的肉毒杆菌毒素注射，或者是对 Botox® 注射治疗无反应者。另外，有些医生为了减轻患者的疼痛感，在注射溶液中加入利多卡因。

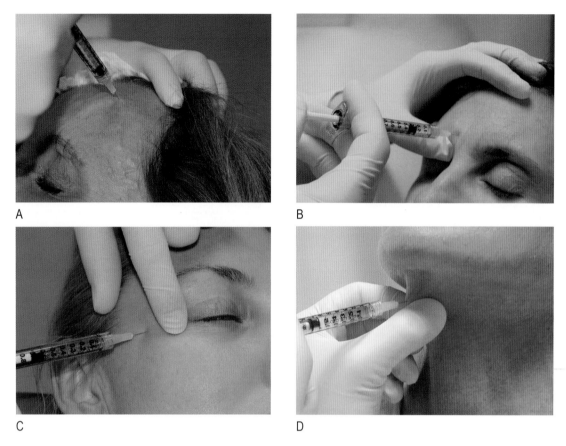

A

B

C

D

图 1-8　Botox® 注射技术。（A）额肌：注射于肌内。（B）皱眉肌：注射于肌内。（C）眼轮匝肌：注射于皮下。（D）颈阔肌：注射于肌内

但在治疗过程中，患者不能再按照医生的指令做特定的肌肉收缩动作。

　　分别经肌间、皮下深面和浅面，将 Botox® 按顺序注射入面部各肌肉内。当每点注射量达 2.5 ～ 5U 后退出针头，每点间距为 0.5 ～ 1.5cm。根据注射部位和目的个性化设定注射剂量和间距。眼轮匝肌的注射间距要小于额肌（表 1-3）。注射技术熟练的医生凭感觉就可判断注射量，并不需要观察注射器读数。一些医生认为，Botox® 注射后的扩散半径为 3cm（在运动过程中不会出现意外扩散）。虽然一般情况可能是这样的，但不同注射部位的扩散半径也可能不同，Botox® 的化学去神经作用并不取决于其扩散范围。若注射点的直径大于 1 ～ 1.5cm，可以出现更可靠的肌肉瘫痪作用（注射点扩散面积越大，就越可能在额肌内）。注射后，实施者用拇指轻轻拔出注射器针头，避免注射后Botox® 溢出。

　　用带有 25 号针头的 1ml 螺旋口（Luer-Lok）预充

式注射器进行溶液配制，用 1.27cm（0.5 英寸）的 30 号针头进行注射。经常更换针头，可以减少患者因钝针头带来的疼痛感。若某位患者注射了多量 Botox®，可以更换注射器，也可以使用胰岛素注射器。但过细的单针头注射器很难吸取注射溶液，并可能很快使针头变钝。也有很多医生喜欢用较长的 30 号注射针头，经较少针孔将 Botox® 注射至更多的位置。医生可以根据个人的喜好和经验选择合适的注射针头。按需调整注射溶液的浓度（表 1-4）。同一患者的不同部位可以选用不同浓度的 Botox®，如尽量用低扩散度的 Botox®在眉间注射。另一种技术是用 0.3ml 的螺旋口注射器（Becton-Dickinson，Model #328438 30U，Franklin Lakes，NJ，图 1-9）注射高浓度的 Botox®（稀释度为1ml，每 0.1ml 溶液中含有 10U Botox®），注射针头为30 号的皮下注射针头。使用该技术时，注射器刻度的每一小格代表 1U 的 Botox®。最后，在病历上记录稀释比例、注射部位和注射剂量（U）。

表1-3　普遍推荐的Botox®的注射剂量

表中的彩点如图1-7所示

注射位置	彩点	目标肌肉	Botox®的剂量
前额	白色点	额肌	30 ~ 60U
	黑色点	眉间复合肌	20 ~ 40U
眼周	红色点	眼轮匝肌的 M 点	每侧 5 ~ 15U
	黄色点	眼轮匝肌	
面中部	蓝色点	鼻肌	每侧 2 ~ 5U
	绿色点	上鼻唇沟	每侧 2 ~ 5U
	灰色点	咬肌	每侧 25 ~ 30U
唇部	紫色点	唇部垂直线	3 ~ 10U
颏部	粉色点	降口角肌	每侧 2 ~ 5U
	橘黄色点	颏肌	5 ~ 10U
颈部	棕色点	颈阔肌带	30 ~ 60U

表1-4　Botox®的制备

稀释度*	每0.1ml的剂量
1ml	10U
2ml	5U
2.5ml	4U
4ml	2.5U
5ml	2U
10ml	1U

* 每小瓶 Botox® 的含量为 100U。根据无菌用水和盐水含量的稀释容积，以 0.1ml 为基本单位，可以准确换算出 Botox® 的准确剂量。

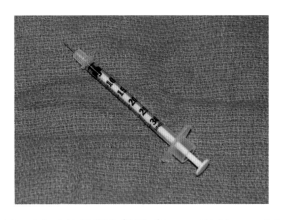

图 1-9　0.3ml 的极细注射器（Becton Dickinson，Model #328438 30U，Franklin Lakes，NJ）

联合治疗

　　根据需要在同一治疗时期采用联合治疗方法（如填充和表面修复）可治疗不同的面部问题。例如，用 Botox® 治疗额纹时，避免在眉上 1 ~ 2cm 进行注射，故此部分肌肉的活动仍存在。而随后在此区域注射填充治疗，可以改善残留的皱纹。很多其他形式的联合治疗都是可行的，如口轮匝肌 Botox® 注射结合唇部容积填充可以改善口周垂直纹。Botox® 注射治疗鱼尾纹时，为了避免颧大肌瘫痪，下睑处的鱼尾纹可通过激光嫩肤和注射填充予以矫正。

　　将 Botox® 注射和注射填充技术相结合可以延长填充效果。Botox® 美容通过改善胶原蛋白重建增强激光嫩肤的作用。在一些区域，如面上部 1/3，医生要等 Botox® 完全发挥作用后再进行注射填充治疗。在非手术年轻化治疗中，产品的"混搭"是比较常见的。医生应该意识到不同寿命的产品或技术的应用时限不同，会产生特殊的效果。比如，因为一些胶原蛋白基质的产品含有镇痛成分，在注射 Botox® 前先注射这种药物可发挥镇痛作用。

注射后护理

Botox® 注射后，无须特殊的绷带和加压包扎。注射时轻压容易出现淤血、渗出或有不适感的部位可减少并发症的发生。注射后进行冰敷可以减轻术后不适感和肿胀。通常在注射后 10 ~ 15min 内，嘱患者取坐位进行冰敷。同时给患者一个冰袋，以便患者在回家途中冰敷。相反，若注射后仍有肌肉活动，可采用热敷和局部按压，以促进肌肉对药物的吸收。注射后 3 ~ 4h 应避免做剧烈运动。

治疗步骤

- 进行适当的患者教育、知情同意、治疗前准备。
- 正确配制和保存 A 型肉毒杆菌毒素。
- 确定和隔离合适的肌肉。
- 根据患者的需求、肌肉大小和先前的治疗史，个性化选择治疗剂量。
- 经常更换针头和注射器。
- 记录治疗剂量，并进行恰当的随访。

疗效

病例 1

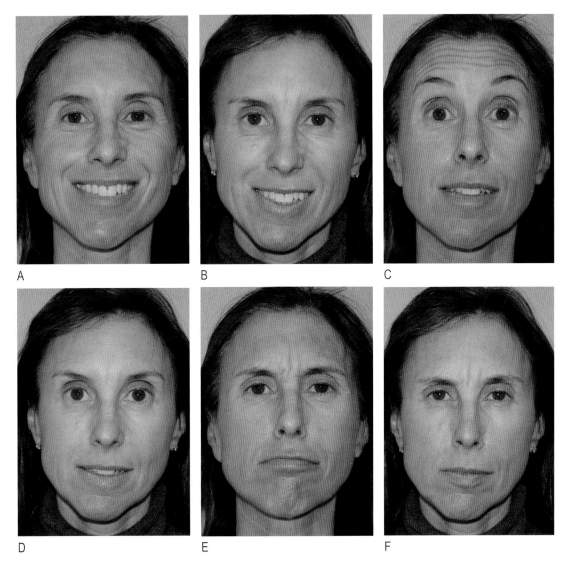

图 1-10　54 岁女性，表现为额纹、眉间纹、眼周纹和鼻横纹。对其进行 Botox® 注射治疗，其中，额肌 20U，皱眉肌 / 降眉间肌 20U，每侧眼轮匝肌 5U，每侧鼻肌 2.5U。图 A、C、E 为治疗前，图 B、D、F 为治疗14 天后

病例 2

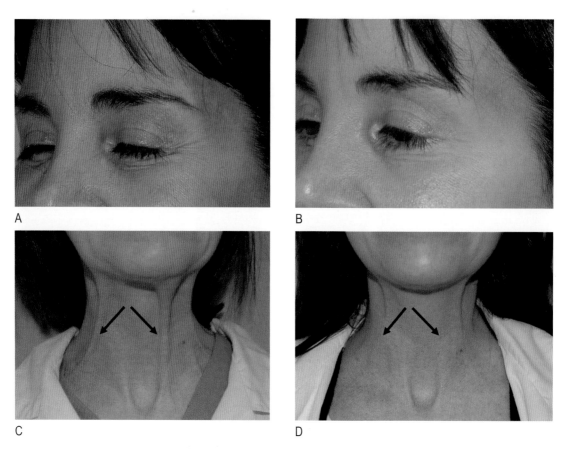

图 1-11 49 岁女性，表现为眼周纹、鼻横纹和明显的颈外侧条索。为其进行 Botox® 注射治疗，每侧眼轮匝肌 15U，每侧鼻部 2.5U，颈阔肌 35U。图 A、C 为治疗前，图 B、D 为治疗 14 天后

病例 3

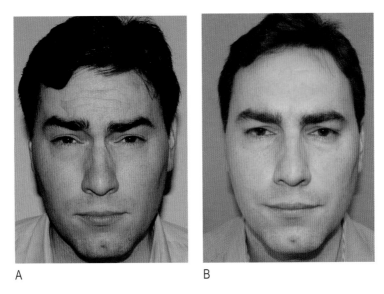

图 1-12　31 岁男性，表现为额纹、眉间纹和眼周纹。为其进行 Botox® 注射治疗，额肌 30U，皱眉肌 / 降眉间肌 30U，每侧眼轮匝肌 10U。图 A 为治疗前，图 B 为治疗 28 天后

病例 4

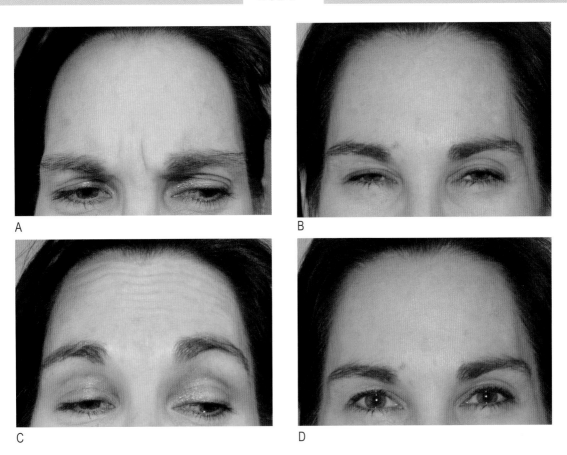

图 1-13　45 岁女性，表现为眼周纹、眉间纹和额纹。为其进行 Botox® 注射治疗，每侧眼轮匝肌 5U，皱眉肌 / 降眉间肌 25U，额肌 30U。未在眉上的外侧方进行注射。图 A、C 为治疗前，图 B、D 为治疗 14 天后

病例 5

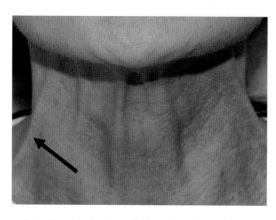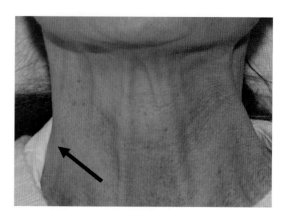

图 1-14　56 岁女性，表现为显著的右侧颈阔肌条索。在其颈阔肌索带的最外侧注射 30U Botox®。照片所示为患者治疗前和治疗后 14 天

病例 6

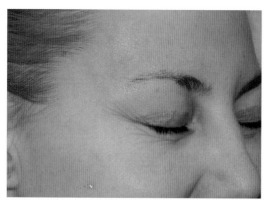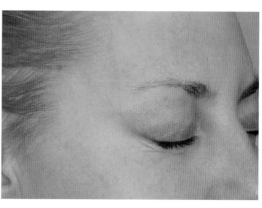

图 1-15　42 岁女性，表现为明显的鱼尾纹。在其每侧眼轮匝肌注射 10U Botox®。图片所示为治疗前和治疗 7 天后

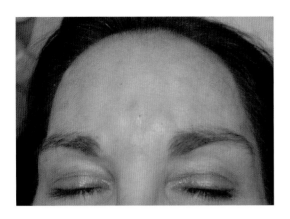

图 1-16　治疗后即刻的表现

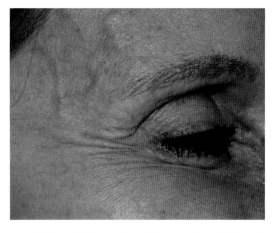

图 1-17　辨认眼周重要的血管，以减少治疗后瘀斑的发生（发生率约为 10%）

不足和矫正

可单用 Botox® 注射治疗，也可将其与真皮填充、激光嫩肤或外科技术相结合，若应用合理，通常会产生极好的美容效果。治疗后的并发症可分为局部性、区域性和全身性三种。此外，也可以将 A 型肉毒杆菌毒素失活、免疫反应和治疗失败等视为并发症。治疗后的正常反应不应算作真正的并发症，但在患者看来，注射后针痕、肿胀、淤血、轻度红斑或早期不适等也是并发症。很多患者认为治疗后的正常反应是不正常的，这可能与患者的期望值有关。时间是区别治疗后反应和并发症的重要标志，治疗后反应通常较真正的并发症出现早。

局部并发症

局部并发症包括注射部位疼痛、肿胀、水肿、红斑、烧灼感、青肿、瘀斑、淤血、压痛和注射部位短期感觉减退等（图 1-16）。通常上述问题可在短期内恢复，但是其中一些问题可通过适当的准备和认真的操作预防而减少其发生。例如，治疗鱼尾纹时，注意避免损伤小的血管（图 1-17）。

区域并发症

当注射的 A 型肉毒杆菌毒素扩散、移动至非预期注射部位时，可能会出现显著或损容性并发症。例如，眼轮匝肌注射时，注射点至少应距眶外缘一指宽，以避免 A 型肉毒杆菌毒素扩散至颧大肌（导致唇下垂）

和上睑提肌（导致上睑下垂）。每个区域注射均可能导致此类并发症。有报道显示，颈阔肌后注射治疗可能导致吞咽困难或颈肌无力。其他区域并发症包括面部表情缺失（面具脸），或肌肉不完全瘫痪导致皱纹残留（类似于局部并发症）（图 1-3）。

此外，如先前存在面部不对称或双侧注射剂量不一致，注射后可能会加大不对称。最后，破坏拮抗肌群的自然平衡可能会导致面部形态不自然。其中较为常见的是眉上外侧 A 型肉毒杆菌毒素注射剂量不足可导致眉外侧上挑的"Spock 眉"（图 1-18），以及双侧注射不对称可能出现一侧眉梢上挑的"Nicholson 眉"。上述情况很容易通过在眉上方补充注射予以矫正，但是切记，若过度矫正，可能导致眉下垂。

全身反应

全身反应包括恶心、疲劳、严重的全身肌肉无力、乏力、流感症状、稀疏的皮疹、呼吸停止，甚至死亡。治疗剂量肌内注射时，在外周血中不会检测到 A 型肉毒杆菌毒素。在此剂量下，也不会出现全身性反应。Botox® 的最大耐受量为 3000U，而临床中的常规用量为 50 ～ 100U。有关远隔的神经肌肉效应已有所记载，不只见于肌电图研究。这些研究的有效性还尚不确定。在 Botox® 非美容治疗中，神经、呼吸、眼部、胃肠道（如颈肌张力障碍者——口干、恶心、吞咽困难和消化不良）、骨骼肌肉、心血管、皮肤和生殖泌尿系统等的并发症均有报道，若仅用于美容治疗，

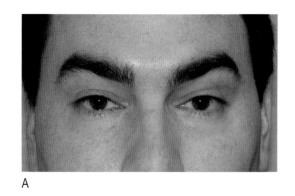
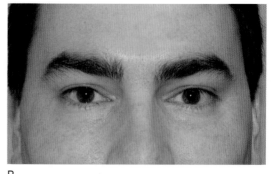

A　　　　　　　　　　　　　　B

图 1-18　"Spock"眉。（A）某 28 岁患者首次注射 Botox® 后。（B）14 天后在其眉上方补充注射 Botox®，以降低眉高度

这些并发症是非常罕见的。A 型肉毒杆菌毒素美容注射治疗出现严重的并发症，都是因为使用了黑市上或非 Allergan 公司的产品。

　　在 1997 年之前，注射后出现急性 I 型免疫反应的报道较为常见，可能与人类血清反应有关。其中 3% ~ 5% 发生在采用大剂量肉毒杆菌毒素治疗颈肌张力障碍的病例。自从将蛋白质的含量减少 20% 后，临床上未有此类并发症的报道。肉毒杆菌毒素抗体的形成可能与注射次数和频率的增加有关。抗体的形成可能是引起罕见治疗抵抗的原因。Northview 太平洋实验室（Northview Pacific Lab obratories，Inc）提供的 Botox® 抗体检测工具仅能检测出 A 型肉毒杆菌毒素抗体。Botox® 抗体抵抗者可换用 B 型肉毒杆菌毒素（Myobloc/Neurobloc）。

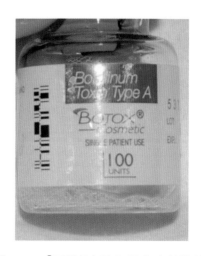

图 1-19　在 Botox® 配制过程中所产生的泡沫。为了预防治疗无效，应尽量避免产生泡沫

治疗失败

　　治疗失败可发生在治疗的各个阶段。溶液的配制过程中产生泡沫（图 1-19）、稀释比例和储存方法不合适、注射肌肉判断不正确或误将静态纹判断为动态纹等均可导致治疗失败。真皮萎缩所致的动态纹可以通过真皮填充予以矫正（图 1-20）。此外，未治疗部位的肌肉出现 Botox® 治疗表现，或治疗部位的肌肉功能丧失也可能被认为是治疗失败。男性患者可能会出现 A 型肉毒杆菌毒素的有效作用时间缩短。常见的导致患者不满意的原因有：

● 部分患者对 Botox® 面部年轻化作用了解不充分。

● 注射的 Botox® 累及周围的肌肉，或真皮萎缩残留的皱纹，都可能导致治疗失败。

● 短期局部并发症（如淤血和水肿）。

● 对面部平衡改变不满意。如眼轮匝肌注射后，由于颧肌和下睑皮肤聚集在一起，就像形成一个"支架"；或眉下部组织和上睑与额肌挤在一起；或面部表情的改变超过预期。

● 在面部注射中最为常见的是在额外 1/3 的眉上方进行注射，在此处注射对额纹具有改善作用，但同样也限制了患者的提眉作用。

治疗后护理

　　通过合适的注射技术、注射后轻压或冰敷注射部位，可减轻大部分不良反应（淤血和水肿）。完成一个

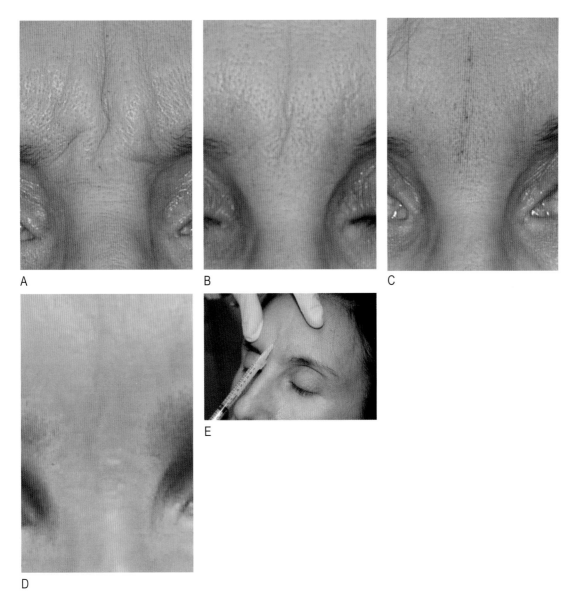

图 1-20　用真皮填充治疗持续性静态纹。(A) Botox® 注射治疗前。(B) Botox® 注射治疗后。(C) 真皮填充后即刻。(D) 真皮填充 2 周后。(E) Botox® 治疗后，通过真皮填充矫正静态纹

部位注射后，进行局部按压，然后迅速进行下一个部位注射。鼓励患者频繁收缩注射肌肉，以促进 A 型肉毒杆菌毒素吸收。告知患者治疗后应立即恢复正常的活动。但为了避免注射溶液不必要的扩散，尤其是面部上方 1/3 注射治疗时，注射后 3 ~ 4h，患者需保持直立位，避免跳跃、弯曲或过度伸展运动。人们一致认为乘坐飞机以及暴露在热的环境中不会产生不良影响。不需要限制护肤品和化妆品的使用。

　　尽管治疗后的不良反应多为自限性，但一旦发生，需要为患者提供一些建议。主诉头痛者，可予以口服非阿司匹林镇痛药。根据需要让患者服用维生素

和营养补品，但是在治疗前 10 ~ 14 天是不允许的。怀疑治疗失败者，在治疗后 2 周和 4 ~ 6 周为患者进行复查。另外，无论是否存在治疗失败，都要建议患者在治疗 3 个月后进行补充治疗。避免在 3 个月内注射总量超过 100U。

　　治疗后数小时即可以观察到治疗效果，直到 14 天左右才会显现全效并视被治疗的肌肉而定。治疗"失败"的原因如下：①残留肌肉的小范围活动。②患者将邻近肌肉的正常反应误认为是残留肌肉的活动。③患者不知道静态纹不能通过 Botox® 注射予以矫正。④真皮萎缩者，即便是肌肉不活动，也会出现皱纹。如果患

者不存在②和④的情况，而表现为持续性皱纹者，需要重新治疗。

　　治疗后肌肉的活性开始逐渐恢复，在 3 ~ 4 个月内肌肉的活性完全恢复。在每个治疗过程中应提高警惕以预防并发症的发生，可将 Botox® 注射美容安全地用于美容外科手术前、手术中和手术后，或与激光嫩肤相结合。

■结论

　　自从 2002 年 FDA 批准将 A 型肉毒杆菌毒素用于美容治疗以来，Botox® 美容治疗空前流行。Botox® 带来了相对价廉、安全和有效的美容治疗方法，否则也不会经得起手术美容的考验。有些人称，Botox® 是很多美容外科手术的入门程序，改变了我们为患者治疗的方法。在基本了解化学去神经作用和面部相关解剖的前提下，医生可将 Botox® 注射美容与其他治疗程序灵活地结合。

（赵小忠　马晓艳　译）

推荐阅读文献

Allergen, Inc. Botox® Cosmetic Cosmetic (botulinum toxin type A) purified neurotoxin complex (Package Insert). Irvine, California: Allergan, Inc.

Carruthers JDA, Carruthers JA. Treatment of glabellar frown lines with Colostridium botulinum A exotoxin. Dermatol Surg 1992; 18:17–21.

Carruthers J, Carruthers A. Botulinum toxin (Botox® Cosmetic) chemodenervation for facial rejuvenation. Facial Plast Surg Clin North Am 2001; 9(2):197–204.

Carruthers J, Fagien S, Matarasso S, and the Botox® Cosmetic Consensus Group. Consensus recommendations on the use of Botulinum toxin type A in facial aesthetics. Plastic & Reconstructive Surgery 2004; 114(6) Supplement:1S–22S.

Klein A, Fagien S. Hyaluronic acid fillers and Botulinum toxin type A: rationale for their individual and combined use for facial rejuvenation. Plastic & Reconstructive Surgery 2007;120(6) Supplement: 81S–88S.

Matarasso A. Botox® Cosmetic in perioral rejuvenation including the lower cheek and neck. Seminars in Plastic Surgery. Aesthetic Rejuvenation of the Midface 2003; 17(2):217–224.

Matarasso A, Chia C. Botulinum toxin. Plastic & Reconstructive Surgery 2003; 112(5) Supplement:62S–65S.

Matarasso A, Chia C. Plastic Surgery Education Foundation DATA Committee. Follow up: Botulinum toxin. Plastic & Reconstructive Surgery 2005; 112(5) Supplement:62S–65S.

Matarasso A, Matarasso S, Brandt F, et al. Botulinum A exotoxin for the management of platysma bands. Plast Reconstr Surg 1999; 103:645.

Matarasso SL. The role of clostridium botulinum: a neurotoxin in clinical dermatology. West J Mest 1998; 169(4)226.

Matarasso S, Matarasso A. Treatment guidelines for Botulinum toxin A for the periocular region and a report on partial upper lip Ptosis following injections to the lateral canthal rhytids. Plastic & Reconstructive Surgery 2001;108(1):208–214.

Matarasso SL, Matarasso A. 'M' marks the spot: update on treatment guidelines for Botulinum toxin A for the periocular Area. Plastic & Reconstructive Surgery 2003; 112:1470–1472.

Nauman M, Albaese A. Safety and efficacy of botulinum toxin type A following long-term use. Eur J Neurol Dec 2006; 13(Suppl 4):35–40.

Rohrich RJ, Janis JE, Fagien S, Stuzin JM. Cosmetic use of Botulinum toxin. Plastic & Reconstructive Surgery 2003; 112:177S–191S.

Zimbler MS, Holds JB, Kokoska MS et al. Effect of Botulinum Toxin pre-treatment on laser resurfacing results: A prospective, randomized, blinded trial. Arch Facial Plast Surg 2001;3:165–169.

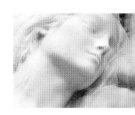

2

化学剥脱

Richard H. Bensimon 著

要　点

- 对于老化的皮肤，外科手术只能间接改善其纹理，尤其在一些较难治疗的区域，例如口周。
- 传统方法如 Baker-Gordon 剥脱及激光换肤能有效地治疗老化，但易带来色素减退或在下颌边缘出现分界线。
- 尽管 Baker-Gordon 剥脱被归类为"苯酚"剥脱，但真正起剥脱作用的有效成分是浓度为2.1% 的巴豆油。高浓度是带来疗效并导致副作用的原因。

- 在现代巴豆油剥脱治疗中，有效成分浓度更低，可以配成多种剂型，从而适用于各个年龄段及各种皮肤类型。
- 现代剥脱方法的关键是巴豆油的浓度够弱，从而可以通过调整使用方法达到不同的剥脱深度。这就要求手术医生能精确把控治疗过程。
- 可根据皮肤的厚薄及临床需要把不同浓度的巴豆油应用于面部的不同区域。

　　面部老化的改变大致可划分为结构性、重力性、容积性以及质地性改变。有很多手术方法能够应对结构性和重力性改变，但是仅凭手术方法只能间接改变组织的纹理，并不能有效治疗口周皱纹及较深的鱼尾纹。很多患者对皮肤质地的疗效要求等同于甚至超过了对结构改变的需要，并且有很多很好的面部提升手术会因这些困难区域的持久性皱纹而减损了手术效果。

　　传统的技术，包括 Baker-Gordon 剥脱技术和 CO_2 激光换肤尽管有效，却常常伴随持久性的色素减退，使皮肤看起来色素不均。患者需要长久地采用化妆品进行遮盖，因此，该类方法仅限于年老且有着显著皱纹的个体。

　　CO_2 激光换肤以显著疗效而著称，但色素减退、恢复时间较长以及持久性红斑一直是争论的焦点。使用激光的好处在于其精确性，但是现实中人们对激光换肤的热情在逐渐减弱，并且最近的报道开始质疑

CO_2 激光换肤疗效的长久性。现阶段又涌现出大批非剥脱技术及作用温和的激光比如铒激光，但是它们对于持久性皱纹的疗效尚不明确。

作为 Gregory Hetter 的研究成果，现代巴豆油剥脱技术非常易于施行。Hetter 研究了 Baker-Gordon 剥脱剂中的每一个单一成分并且质疑了其中一些多年来从未被质疑过的理念。他证实了低浓度苯酚的穿透深度不够，并且巴豆油（而不是苯酚）才是重要的剥脱成分。一项对 Baker-Gordon 配方的分析显示，如巴豆油浓度高达 2.1%，在带来显著的疗效的同时也产生了一定的副作用。基于此项研究，苯酚浓度可以降低，而巴豆油浓度可以多变。只要避开巴豆油的有害浓度，就可将剥脱成功地运用于所有的皮肤类型及各种皮肤问题。

现代剥脱技术的要点在于巴豆油浓度足够低，所以通过调整使用方法就可以改变剥脱深度。那种可怕的"全或无"性质的 Baker-Gordon 剥脱是由于巴豆油浓度过高导致的，它可以即刻导致厚实的结霜现象，唯一的结果就是深剥脱及色素减退。现代剥脱的好处是手术医生可以依据皮肤类型、年龄以及临床需要，通过改变巴豆油的浓度选择剥脱深度。由于巴豆油浓度较低，使用方法是控制治疗深度的决定性因素，它使操作医生能够掌控整个治疗过程。

剥脱治疗的用途是改善皮肤质地、改善光老化以及以外科手术不能做到的方式来进行年轻化。如今剥脱的深度既能实现真正的临床改善也不会造成色素减退或不自然外观的深度。此外，根据皮肤的厚薄以及老化的程度，对面部的不同区域可以采用不同浓度。这样的操作自由度可以成功地实现对眼睑或颈部的剥脱。

操作技术

术前准备

剥脱前的充分准备是保证手术成功的重要因素。术后则应重点交代注意事项以让患者清楚地认识到预期效果。术后应例行向患者展示每天的恢复进展，并且应让患者与其他曾经做过类似治疗的患者交流和见面。因为看见他人获得良好疗效可以让患者觉得为了最终结果熬过早期恢复的那几天是值得的。术前与患者进行良好的沟通可使患者对手术过程有很好的耐受性。

预防色素沉着是术前准备的一个重要部分，它可以通过使用大量的维 A 酸、氢醌、植酸或乙醇酸实现。其中主要成分是维 A 酸及 4% 氢醌。在术前使用全套 Obagi Nu-Derm 系统（Skim Specialiste PC，Omaha，NE）是很有用的。该系统的作用是刺激表皮，刺激真皮以使胶原含量增加并抑制黑色素细胞。目的是调整细胞功能及降低色素改变的风险。

于剥脱前 4 ~ 6 周进行预防色素沉着，每天挤出 1% 维 A 酸膏体 2.54cm（1 英寸，=1g）用于全脸。涂抹范围包括耳垂、耳屏、发际线和下颌线以下 2.54cm 以及接近下睑缘 1 ~ 2mm 处。之所以避免用于上睑是因为其能引起刺激。若要对颈部进行剥脱，也应该做同样的术前准备以降低刺激的发生率。每天用 2 次 4% 氢醌以抑制和调节黑色素细胞的功能，从而达到防止炎症后色素沉着的作用。每天使用 8% 乙醇酸或 2% 植酸加速角质细胞的剥脱。

该配方具有刺激性，并可导致红斑、脱屑，患者必须接受这个过程。剥脱前 4 ~ 5 天该准备过程可停止，以使表皮固着。尽管该方案的使用颇具争议，但经过该方式准备过的皮肤对深度剥脱的反应更好。根据作者的经验，跳过或者缩短这个准备阶段会导致术后更长时间的红斑期。

药物

预防性使用抗病毒药物可避免疱疹病毒感染发作。术前 3 天口服盐酸阿昔洛韦 500mg，1 天 2 次，并延续到剥脱后 1 周。尽管恢复期不会有明显疼痛，仍应常规使用镇痛药。在剥脱后的第一天，在配合单剂量泼尼松（Mova Pharmaceutical，Marrati，PR）的情况下，常规使用布洛芬 800mg，1 天 3 次。恢复过程中患者易产生焦虑情绪，所以医生也应开具镇静药。

药液准备

现代巴豆油剥脱的好处之一是可以根据个体差异轻松调配出不同成分、不同浓度的溶液，甚至片刻就能制备，同时用途也相当广泛。配制溶液是非常重要的一个步骤，应该由手术医生本人操作或者仅限于对配制过程很熟悉的助手来完成。

配方中的原料易获得，也很便宜，并且有一部分与经典的 Baker-Gordon 剥脱所用的相同，包括水、苯酚、巴豆油以及消毒液体肥皂（Delasco，Council Bluffs，IA）。老的配方中要加入好几滴巴豆油，由于容积过小，每次用量既不精确也不恒定。通过使用含有 24ml 88% 美国药典（United States Pharmocopeia，USP）苯酚以及 1ml 巴豆油的贮备溶液，大大简化了配制过程。1ml 贮备液中巴豆油的含量降至 0.04ml。通过增加相应容积调整各种成分的比例，使用标准医用注射器就能很容易地精确计算出相应成分的用量。按照标准配制表（表 2-1），通过调整苯酚和原液的相应容积，就可得到不同浓度的巴豆油。

比如，要想配制 0.4% 巴豆油溶液，只需将 5.5ml 水、0.5ml 消毒液体肥皂、88% USP 苯酚 3ml 及贮备溶液 1ml 混合。1ml 这种贮备液中含巴豆油 0.04ml。而总容积是 10ml，也就是说 10ml 总容积中含有 0.04ml 巴豆油，即最终浓度为 0.4%。想要让巴豆油的浓度更低，比如 0.1% 或 0.05%，首先配制出 0.4% 或 0.2% 的浓度，接着按照表中所示稀释就行。在所有剂型中，苯酚的最终容积浓度为 35%。浓度为 4% 的巴豆油贮备液只能用来稀释，决不能用来对皮肤进行全层剥脱。

最近的一个新进展是加入最终容积浓度为 15% 的橄榄油。添加橄榄油的作用是使吸收更完全，让剥脱液分布更均匀。在 10ml 溶液中，水的容积占 4ml，橄榄油占 1.5ml。在巴豆油浓度较低时，比如 0.1% 的溶液中，总容积为 4ml 时，水的容积为 1.2ml，橄榄油的容积为 0.6ml。其他治疗浓度的溶液还可通过混合高浓度的苯酚如 60% 和低浓度的巴豆油如 0.1% 或 0.05% 而制备，可用在一些色素沉着比皱纹更成问题的情况下。在 4ml 这样的溶液中，水的容积可以占 0.95ml，苯酚容积可为 2.05ml。

操作步骤

化学剥脱术常常在静脉镇静或全身麻醉下实施。利用麻醉使手术在无痛的状况下进行以及保证术后恢复过程的舒适是非常重要的。如果做到了这一点，整个恢复过程以及整体治疗体验会更好。用掺有肾上腺素的布比卡因做标准面神经阻滞麻醉（眶上、眶下、滑车上、颧面、颧颞、颏点、欧勃点）后，用稀释至 0.125% 的布比卡因对整个手术区做皮下浸润麻醉。因剥脱术具有较强的刺激性，所以麻醉是很重要的一个步骤。若手术尚未开始，还可同步肌内注射酮咯酸氨丁三醇作为辅助麻醉。术中可使用糖皮质激素，并在术后第一天再给予一次单剂量泼尼松。

术中不使用眼膏和角膜保护器，这是因为苯酚易溶于软膏中，当药物进入眼部需要清洗时会难以立刻将其清洗掉。操作时对眼睛周围应自始至终务必非常小心。操作前要对皮肤进行丙酮脱脂，需要告知患者在进行剥脱术的当天皮肤上禁止涂抹任何护肤品。以往人们曾经对酚剥脱术会导致心脏并发症产生恐惧，但那些引起死亡的报道并无临床对照研究，因此，把死因归咎于心脏毒性是难以令人信服的。尽管已证实在剥脱过程中可发生心律失常，但那是罕见的现象并极少需要处理。有人推测高浓度巴豆油可对皮肤产生强烈的刺激而引起心律失常，然而现代剥脱术中采用低浓度的巴豆油、低浓度的苯酚（35% vs. 49%），并在面部谨慎施行局部麻醉后心脏并发症不再是一个问题。心脏并发症的标准预防手段包括进行心脏监护、采用合适的药物浓度（水合作用）以及整个面部的剥脱时间不少于 45min。

表2-1　以35%苯酚为溶媒的Hetter 剥脱配方

巴豆油	0.2%	0.4%	0.8%	1.2%	1.6%
水	5.5ml	5.5ml	5.5ml	5.5ml	5.5ml
消毒液体肥皂	0.5ml	0.5ml	0.5ml	0.5ml	0.5ml
88% USP 苯酚	3.5ml	3.0ml	2.0ml	1.0ml	0ml
含有苯酚和巴豆油的贮备液	0.5ml	1.0ml	2.0ml	3.0ml	4.0ml
总和	10ml	10ml	10ml	10ml	10ml

0.1% = 0.4% 巴豆油 1ml + 苯酚 1.2ml + 水 1.8ml
0.05% = 0.2% 巴豆油 1ml + 苯酚 1.2ml + 水 1.8ml
贮备液 = 苯酚 24ml + 巴豆油 1ml
（1ml 贮备液含 0.04ml 巴豆油或巴豆油浓度为 4%）

应用

应将不同浓度的药物分开放置在容易辨认的碗或杯中，所需物品有 2cm×2cm 的纱布和棉签。先将纱布浸在溶液中，然后取出来小心拧干，在每次使用前应先摇匀溶液。安排一个助手帮助擦干操作者的手，目的是防止药物接触非治疗区的皮肤。在这方面操作者必须时刻保持警惕。操作时操作者将湿纱布握在手里，在皮肤上进行多遍擦拭，观察皮肤颜色的改变。剥脱起效时皮肤上会形成一层"白霜"。酸类可以使蛋白质发生凝固和沉淀，从而在皮肤上结霜。白霜是皮肤变白程度的一种表现。术中可根据白霜的密度逐渐增加来估计剥脱作用的深浅（图 2-1 ～ 2-3）。白霜出现的速度与溶液的浓度以及纱布的湿度有关。当采用经典浓度的溶液和湿纱布进行操作时，白霜会在 10 ～ 20s 内渐渐出现。与使用三氯乙酸（trichloroacetic acid，TCA）的剥脱不同，无须花几分钟的等待时间以观察最后的作用深度。

剥脱深度的影响因素

决定剥脱深度的影响因素有很多，Hetter 已经令人信服地证明了巴豆油浓度是决定剥脱深度的一个决定性因素，并且可作为有良好疗效与会发生色素减退之间的分界线。除了浓度是影响因素以外，药物使用量方面也有累加效应。考虑到这一点，即使是很低浓度的溶液也可作用至深部组织，甚至产生瘢痕，因此，低浓度的安全性是相对的，不能想当然。

如前所述，巴豆油的浓度相对较低，因此，使用技巧是另一个影响作用深度的主要因素。可使用湿海绵进行多遍擦拭，使用不同的压力或应用较湿的纱布和较少的遍数等进行擦拭。从理论上来讲，采用这些不同的技巧甚至使用不同的溶液浓度都可以达到相同的作用深度。

评估剥脱深度

寻找治疗终点是所有换肤技术的关键，这取决于凭借视觉判定的结霜程度。由于是基于经验，所以有一定的主观性。从解剖学角度看，浅表剥脱仅伤及表皮全层。一般而言，巴豆油剥脱所带来的变化会超出表皮，中度剥脱的作用可达乳头层，深度剥脱可达网状层（上部或中部），如果剥脱至网状层下部还有发生瘢痕的可能。

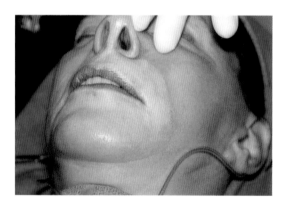

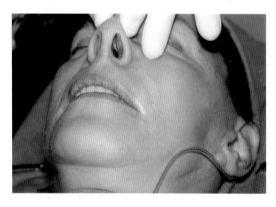

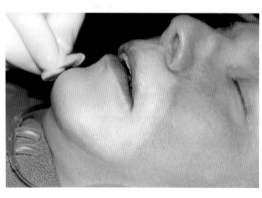

图 2-1 用湿海绵多遍擦拭后，白霜增厚，标志着剥脱加深

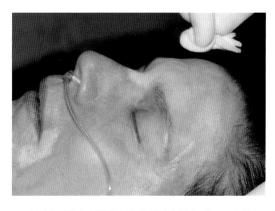

图 2-2 前额两侧及颞部的皮肤呈粉红色，上覆一层透明的白霜，表示剥脱达真皮乳头层。眉间更为致密的白霜预示剥脱更深

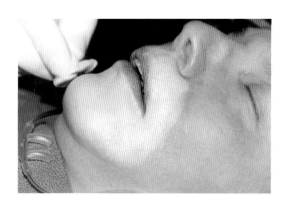

图 2-3 致密的、不透明的、更加均匀的白霜提示剥脱深度达到真皮网状层的上部或中部

直观线索包括：

- 基底皮肤呈粉红色，上覆一层薄而透明的薄霜，表明剥脱在真皮乳头层。
- 一层厚实、致密的白霜，表明剥脱在真皮网状层的上部或中部。
- 结霜厚实，呈灰白色，消退后皮肤最终转变成红褐色，表明剥脱达真皮中部，这也是剥脱所能允许到达的最大深度（图 2-4）。

如果操作者熟悉三氯乙酸剥脱后的结霜现象所对应的不同剥脱深度，那么对巴豆油剥脱的把握就没有太大的难度。操作时循序渐进是很重要的。一个有经验的医生应能把控治疗过程及剥脱速度，能视深度终止或者继续剥脱。一旦采用了此种剥落方法，则没有任何办法可以中和该酸性液体带来的影响。

另外一种评估剥脱深度的方法是表皮的移动性。当剥脱深度达真皮乳头层水平时，表皮将从真皮网状层之上分离，并且可以单独的薄片形式在皮肤上滑动。当剥脱深度达真皮网状层时，由于表皮和真皮以一整块蛋白质的形式凝结在一起，所以滑动现象消失。在皮肤较厚的区域比如口周，滑动现象会不太明显。但是在额头尤其是眼睑，该现象会相当突出。"解冻"或是"除霜"也可以用来判断剥脱深度，只是这得在剥脱之后进行（框 2-1）。

常规剥脱方法推荐

以下是一些常用的剥脱方法，重要的是在使用时应结合个体差异进行选择并不断地判断剥脱深度（表 2-2）。口周区域（包括鼻的下半部）的皮肤相当有韧性，能耐受如 0.8% 的高浓度治疗。治疗该区域时剥脱范围应超出下颌并达下颌转折处。皱纹自然向外伸展的走向可使药液更均匀、全面地渗透。剥脱术可以被用在唇红部位来改善嘴唇的皱纹，并且能得到更加生动的嘴唇微微外翘的效果。皮肤与唇红交界处的愈合能力非常好，可使用相对较深的剥脱。

对颊部及前额用 0.4% 的浓度进行剥脱。眉间区及额中部结霜可以相对较厚以便让剥脱达到真皮中部（厚实白霜）。额部两侧及颞部皮肤较薄嫩，剥脱达乳头真皮层会相对较好（基底皮肤微红，其上覆有白霜）（图 2-2）。剥脱不会破坏毛囊，因此，剥脱范围应延展至发际及眉毛，以避免治疗后出现分界线。不经常采用颊部的深层剥脱，对耳前区及下颌处的操作应特别小心。

对眼睑使用 0.1% 的浓度进行剥脱，对上睑使用 0.05% 更为合适。剥脱下睑区域时应尽量接近下睑睫毛缘。就像前面提到的一样，使用棉签涂抹药液。涂抹的湿度及遍数会影响剥脱的深度。尽管是低浓度的剥脱，但娇嫩的眼睑皮肤反应同预期的一样好。皮肤

框2-1	结霜时间
真皮乳头层	5 ~ 10 min
真皮中上部	15 ~ 20 min
真皮中下部	20 ~ 30 min

表2-2 各部位巴豆油剥脱常规推荐浓度

部位	巴豆油浓度
前额，颞部	0.2%～0.4%。眉间区可较额头两侧及颞部剥脱稍深。借助湿棉签能更深地对单条皱纹进行精确剥脱，当结霜出现时，应立刻将药液吸干
口周	0.4%～0.8%。对鼻部／单条口周皱纹精确地进行更深的剥脱会有良好的效果
面颊，耳前区	0.2%～0.4%。基本不使用深剥脱
眼睑	0.1%。上睑可考虑0.05%，尤其是上睑皱褶之下的区域
颈部	0.1%。在此区域进行轻度剥脱是为了肤色的一致、均匀，并不是为了改善皱纹

对易出现问题的部位操作时应特别小心，包括颞部、耳前区、下颌线及与鼻部相邻的上睑中部区域。该表提供的是常规使用浓度。剥脱的关键在于，不论使用何种技巧或浓度，均须根据以上提到的皮肤外在变化征象不断评估剥脱深度，使用低浓度及剥脱至类似深度是保证相对安全的唯一途径。

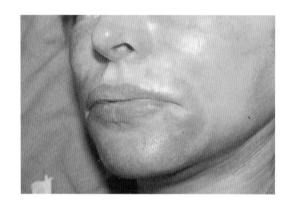

图 2-4 当结霜消失后，皮肤呈持久的红褐色，表明剥脱到达真皮网状层中部。必须避免比这更深的深度

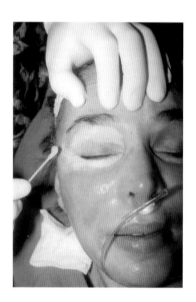

图 2-5 用棉签蘸取0.1%药液对眼睑进行剥脱，上睑可用0.05%的浓度

明显出现均一白霜以及表皮能被滑动表明剥脱到了适合的深度（图2-5）。通常上睑只剥脱至皱褶之上，以避免出现眼睑紧绷的感觉。如果上睑皱褶之下松弛较明显，也可适当进行剥脱，只是可能要使用更低的浓度，例如0.05%。

当剥脱延伸到颈部时改用0.1%浓度，并应精确、轻柔地操作，因为此处的皮肤较薄，并且修复能力也没有面部皮肤那么好。当出现不成片的、细微的、纤弱的结霜时为治疗终点。出于安全的考虑，对颈部进行剥脱非常重要，因为必须避免在激光或者深剥脱后与正常皮肤间出现明显的分界线。对颈部进行剥脱的目的在于阻止分界线的出现而不是改善皱纹。

此外，可在不影响周边皮肤的情况下对单条皱纹进行精准的较深层次的剥脱。使用一根湿棉签沿着皱纹的纹路进行涂抹，并在出现稠密白霜时将药液快速蘸干（图2-6）。对于更小面积或更为精细的区域可以通过棉棒的木质端完成。这种针对性的治疗很有好处，常常能在治疗口周区域时发挥其独特价值。建议首次治疗时，考虑到需要重复剥脱，保持最大浓度在0.4%，以保证整体剥脱深度较为表浅。如果需要的话，在局部麻醉状态下，对面部持久性皱纹进行再剥脱是容易办到的。

如果剥脱后出现肤色不均一，或因浓度不同，区域间有明显的分界，可以用低浓度，如 0.2% 或 0.1% 的溶液进行整体再剥脱或对区域间色差进行调和。

手术步骤

- 充分做好镇静，认真施行局部麻醉。
- 充分水合皮肤，开启心电监护。对全面部进行剥脱的时间勿短于 45min。
- 用浸有适当浓度药液的纱布反复擦拭皮肤表面，并

不断观察结霜情况。通过不断增厚的结霜现象可逐层判断剥脱深度。

- 巴豆油的浓度相对较低，所以，操作技术成为另一个控制剥脱深度的重要因素。
- 一旦采用剥脱后，酸的作用是不可逆的，没有任何办法可以中和其所造成的影响。
- 按照推荐的浓度逐渐进行剥脱，关键是要控制好剥脱速度，应让其足够慢，以便可以在达到预计的剥脱深度时终止治疗。

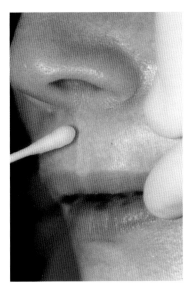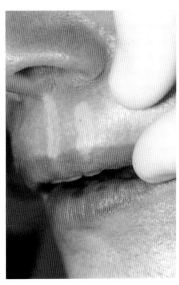

图 2-6 用蘸有适当药液的湿棉签精确剥脱单条皱纹，并在出现稠密白霜时快速蘸干药液。该法对口周皱纹相当有效

■ 疗效

病例 1

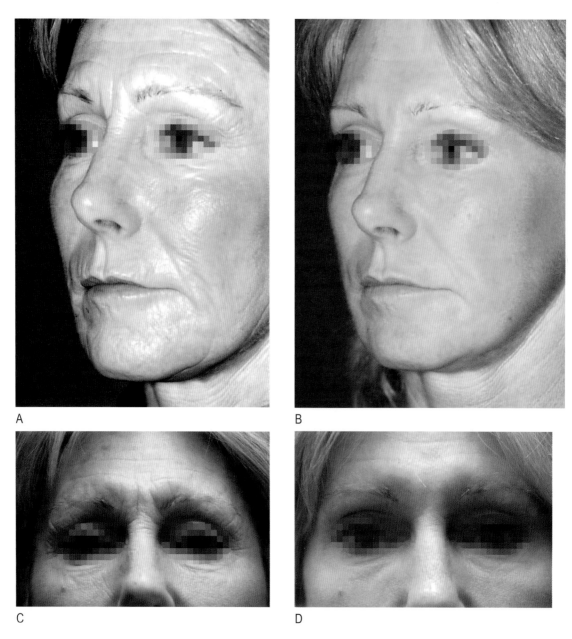

A   B

C   D

图 2-7　（A）49 岁患者（另见图 2-14）治疗前。（B）治疗 8 个月后。整体皮肤收紧，口周及额部的深皱纹明显改善。（C）治疗前。（D）治疗后 1 年。照片是使用反射闪光灯拍摄，以便更加准确地呈现皮肤的纹路及质地。（图片来源：Bensimon RH. Croton oil peels. Aesthetic J Surg，2008，28：33-45，获得 Elsevier 的允许）

病例 2

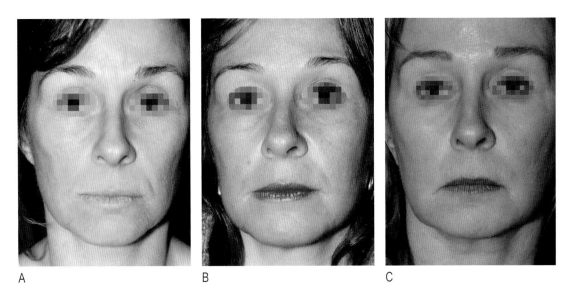

A   B   C

图 2-8 （A）45 岁女性治疗前外观：全脸皮肤松弛，下颌部有明显的皱纹。使用了轻度剥脱，恢复时间短。
（B）治疗后 1 年。（C）治疗后 6 年，面部的整体情况得到改善，并仍然保持得非常稳定。（图片来源：
Bensimon RH. Croton oilpeels. Aesthetic J Surg，2008，28：33-45，获得 Elsevier 的允许）

病例 3

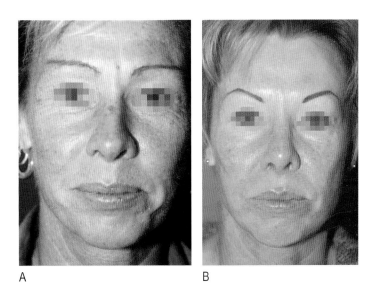

A   B

图 2-9 （A）47 岁女性治疗前，表现为光老化进展期及上唇皱纹。（B）治疗后 4 年，改善后的疗效稳定，没
有色素减退。（图片来源：Bensimon RH. Croton oil peels. Aesthetic J Surg，2008，28：33-45，获得
Elsevier 的允许）

病例 4

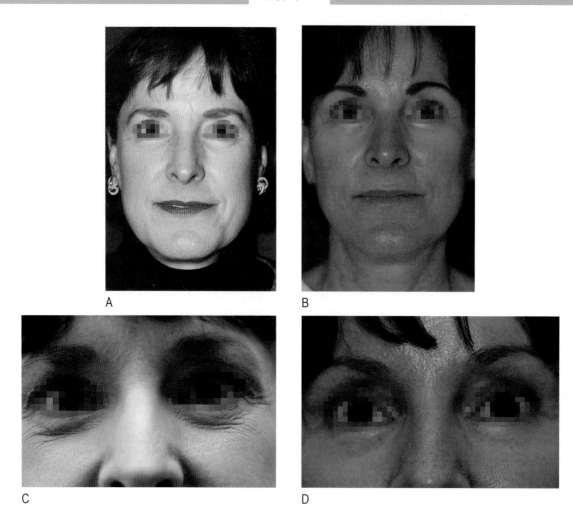

图 2-10 （A）53 岁女性治疗前。（B）治疗后 59 岁时的照片。4 年前行剥脱术、面部提升术、内镜提眉术、上睑整复及经结膜入路下眼睑整复术。（C）治疗前使用反射闪光灯拍摄的所显示的下睑皮肤纹理。（D）治疗 4 年后下睑皮肤仍然显示了持久的改善效果。（图片来源：Bensimon RH. Croton oil peels. Aesthetic J Surg，2008，28：33-45，获得 Elsevier 的允许）

病例 5

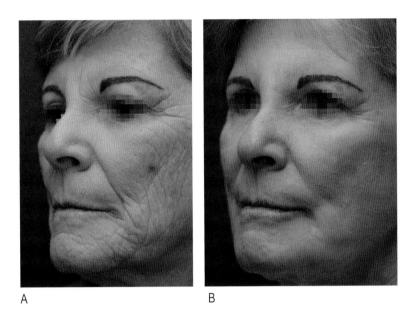

A　　　　B

图 2-11 （A）61 岁女性治疗前外观，呈现自然老化及外界作用导致的老化。（B）治疗后 1 年，外观明显改善，尚常规遗留了色素沉着（反射闪光灯拍摄）。（图片来源：Bensimon RH. Croton oil peels. Aesthetic J Surg，2008，28：33-45，获得 Elsevier 的允许）

病例6

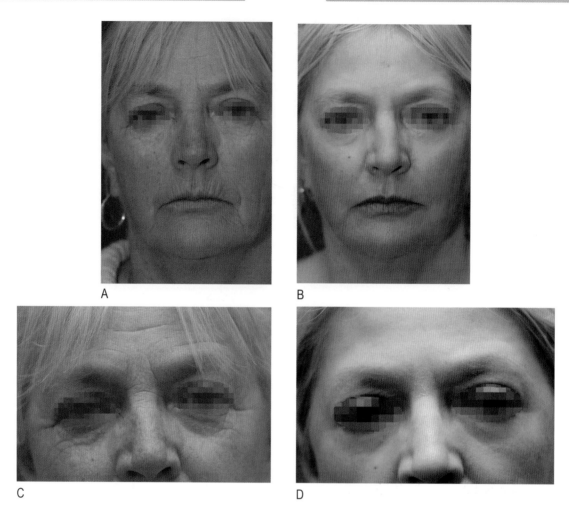

A   B

C   D

图 2-12 （A）59 岁女性治疗前外观，显示光老化，眶周及口周皱纹。（B）治疗后 1 年。面部情况显著改善，尤其是口周难治性的放射状皱纹。（C）治疗前外观。（D）治疗后 1 年（反射闪光灯拍摄）。（图片来源：Bensimon RH. Croton oil peels. Aesthetic J Surg，2008，28：33-45，获得 Elsevier 的允许）

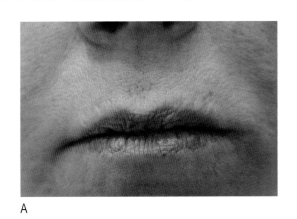
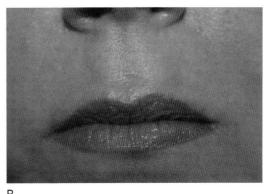

病例 7

图 2-13 （A）60 岁女性治疗前上唇老化性改变。（B）上唇使用单次剥脱后一年半。（图片来源：Bensimon RH. Croton oil peels. Aesthetic J Surg，2008，28：33-45，获得 Elsevier 的允许）

术后护理

当剥脱结束后，等待所有的结霜消退。将一管多黏菌素 E（Pfizir，New York，NY）及一管利多卡因凝胶混合后快速加热，使其成为均一的乳化剂并将该抗生素 / 麻醉膏用于整个剥脱区域。

将剩余的药膏放在容器里交给患者。使用药膏的目的是滋润剥脱部位的皮肤以预防结痂和止痛。这个方法的好处之一是可以直观地评估创面。恢复早期需要 7～10 天，在这个阶段皮肤不断再表皮化。较深的剥脱可能需要 14 天。在此期间，皮肤是潮湿的，并且会渗出组织液。持续地应用油剂非常必要，它可以防止皮肤干燥结痂。需要特别提醒患者不要推移或揭开痂皮以防止瘢痕形成。手术医生必须让患者遵守类似的约束。

患者的外观在术后第一天可能会令人印象深刻，这取决于剥脱的深度。患者可能会有相当程度的水肿甚至完全认不出来。尽管这样，很多患者并没有觉得不舒服，在 2 周内外观会逐渐改善，皮肤得到愈合（图 2-14）。下一个恢复阶段是显著的红斑期，这需要持续 8～12 周，使用遮瑕剂后一般患者均能很好地耐受。深度剥脱后会出现较明显的红斑，短期适当外用糖皮质激素可以使其改善。

各种剥脱方式

进行部分剥脱是可行的，但是会有导致肤色不均的风险，所以需要积累经验以指导治疗。如果患者有广泛的光老化现象，将会容易出现分界线的问题，所以进行全面部的剥脱会更可取。可对口周进行部分剥脱，但最多只能为中度剥脱，且需要用 8～10 周肤色才能足够均匀。若能挑选到合适的病例，也可成功地实现单独对络腮胡区域的剥脱（图 2-13）。

进行部分剥脱的最佳部位是眼睑，尤其是下睑皮肤，该部位对低浓度的巴豆油如 0.1% 的浓度有非常好的反应。经过适当的剥脱后，眼睑的薄皮肤包括眶缘周围会变得非常平坦并且会很好地耐受愈合过程，也很容易通过化妆和戴眼镜进行遮盖。另一个好处是在施行局部麻醉和逐渐加强的方式下，进行下睑皮肤的剥脱很容易。如果患者想要快速恢复，就用轻度剥脱，多次重复治疗后效果一样可以累加，最终可将下睑皮肤剥脱至患者满意。

剥脱技术还有一种新用法，就是将轻度剥脱应用在较年轻的个体上，借助一个较为容易的恢复过程以改善一些较小的缺陷。除了眼睑和颈部区域，一般使用的浓度为 0.2% 或 0.4%。尽管大家认为轻度剥脱需要多做几次，但经过 7 年的使用，发现疗效没有一点儿折扣。除了需要做提升的松弛皮肤之外，这对其他很多面部治疗方案而言是一个有力的帮手，同时也使剥脱适用于更广大的人群。

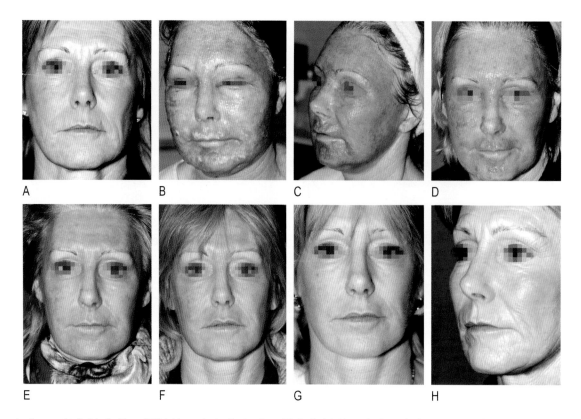

图 2-14 （A）49 岁女性术前。深皱纹、光老化以及口周密集皱纹。（B）剥脱后 1 天。将抗生素 / 麻醉软膏敷于面部。尽管基本上辨认不出面貌，但患者通常不会感觉到不舒服。（C）剥脱后 3 天，再上皮化开始。注意口周的深剥脱与眉毛及下半部鼻部未剥脱的不同。（D）剥脱后 5 天。（E）剥脱后 7 天。表皮化过程完成，皮肤变干燥。此后是红斑期的开始，可用化妆品进行遮瑕。（F）剥脱后 4 周。红斑有所改善。（G）剥脱后 14 周。红斑渐消退，色素沉着变淡。红斑预期持续 8 ~ 12 周。（图片来源：Bensimon RH. Croton oil peels. Aesthetic J Surg，2008，28：33-45，获得 Elsevier 的允许）

不良反应

巴豆油剥脱后的并发症与任何深部换肤技术后的一样。主要并发症是瘢痕及色素减退，主要取决于操作者的技术并且可以通过控制剥脱深度得到有效的预防。这里有两个例子：在颈部及颏部的部分皮肤常常有延迟愈合及增厚，这是剥脱达到了真皮深层网状层的证据。尽管这会令人不安，但这种或重或轻的瘢痕对以 3：2 或 4：2 配制的 10mg/ml 曲安奈德注射液和 5- 氟尿嘧啶（外用法）药液反应很好，并最终可以消退。

如果剥脱较深，可出现色素减退。对于有明显皱纹的个体来说，想要取得显著的改善，剥脱到一定深度是需要的，而这一深度可引起色素减退。但也有许多病例证明，这样的不良反应与临床取得的疗效相比是值得的，并且就算发生，也不至于出现旧式剥脱所致的那种"瓷娃娃"样外观。在恢复期可出现色素沉着，为一过性的，并且对维 A 酸和 4% 氢醌的治疗反应很好。在防止色素沉着上防晒很重要，尚未发现永久性的不良反应。有一例患者在上唇出现部分色素减退和分界线，原因是唇红边缘剥脱较深，而接近鼻部的区域又没有通过治疗充分调和肤色。

术后可伴发单纯疱疹，且在发生前局部皮肤常常有较明显的瘙痒或者触痛。治疗方法包括口服双倍剂量的抗病毒药物和外用抗病毒软膏。记住要用棉签抹药，以免病毒播散。有 1 例患者出现过病毒感染，尽管看上去较严重，但没有留下任何永久性后遗症。

结论

现代巴豆油剥脱的概念相当简单。巴豆油是决定性的剥脱剂，要实现理想的疗效并不需要高浓度的苯酚。通过调整巴豆油的使用浓度后，采用不同的操作技巧及对浓度的选择成为决定剥脱深度的关键因素。也正是通过这种方式，在取得理想疗效的同时，避免Baker-Gordon 剥脱所致的主要并发症。

判断美容手段有效性的具体方法之一是观察治疗结果的持久性。对 Baker-Gordon 剥脱进行长时间观察后证明其疗效是相当持久的，虽然可能不是永久性的。组织学研究表明术后有排列整齐的新生胶原在真皮中沉积，并被认为是改善皱纹的原因。该胶原层可持续存在数年甚至数十年。

巴豆油剥脱的临床结果显示深皱纹及光老化得到了显著改善，并且不伴有色素脱失。在使用 7 年后，其疗效依然稳定，有些甚至比治疗前更好。随着时间的推移，皮肤状态日益改善。有理由相信，在真皮中有类似旧有剥脱方式所致的那种调节机制在起作用，既能保持疗效的稳定性，同时不打扰黑色素细胞的功能。皮肤看起来更年轻，因为从本质上讲，这种方法创造了更年轻的皮肤。这些工作部分已经出版在 2008年《美容外科杂志》（*Aesthetic Surgery Journal*）第 28卷第 1 期的 33-45 页上。

（付　俊　译）

推荐阅读文献

Bensimon RH. Croton oil peels. Aesthetic Surg J 2008;28:33–45.

De Rossi-Fattaccioli D. Histologic comparison between deep chemical peels (modified Litton's formulae) and extreme pulsed laser CO_2 resurfacing. Dermatol Peru 2005;15:181–184.

Hetter GP. An examination of the phenol–croton oil peel: Part I. Dissecting the formula. Plast Reconstr Surg 2000;105:227–239.

Hetter GP. An examination of the phenol-croton oil peel: Part II. The lay peelers and their croton oil formulas. Plast Reconstr Surg 2000;105:240–248.

Hetter GP. An examination of the phenol-croton oil peel: Part III. The plastic surgeon's role. Plast Reconstr Surg 2000;105:752–763.

Hetter GP. An examination of the phenol-croton oil peel: Part IV. Face peel results with different concentrations of phenol and croton oil. Plast Reconst Surg 2000;105:1061–1083.

Landau M. Cardiac complications in deep chemical peels. Dermatol Surg 2007;33:190–193.

Obagi ZE. Endpoints. In: Obagi skin health restoration and rejuvenation. New York, NY: Springer-Verlag; 2000:203–211.

Prado A, Andrades P, Danilla S et al. Full face carbon dioxide laser resurfacing: A 10-year follow-up descriptive study. Plast Reconstr Surg 2008;121:983–993.

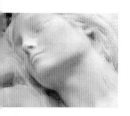

3

减轻眉间皱纹的射频除皱

James Newman 著

要 点

- 眉间纹有横向及纵向两种。
- 眉间纹是由单一神经支配的不同肌肉群所控制的。
- 这种独特的神经支配模式能够被 GFX 系统识别。

- 外科医生使用 GFX 所产生的精确的射频热效应可产生阻滞运动神经的作用。
- 经过射频除皱产生可选择性的临床效果以改善眉间纹。

介绍

现有一种新的减少眉间纹的微创手术。已开发了独特的双极射频（radiofrequency，RF）设备，它可通过经皮微创术途径选择性地阻断支配皱眉肌及降眉间肌的神经，该手术可在有双极射频装置的操作间实施。射频能量已被成功地用于改善心律失常（Huang，1987），以及缓解面部疼痛，如三叉神经痛（Tew 和 Mayfield，1973，Kanpolat 等，2001）。就美学特点来说，面神经远端分支的选择性射频作用的机制是一种损伤

过程。我们通过神经定位、病例选择、操作过程及临床实例的方式选择靶神经。由于这是一种新技术和新的操作程序，强调当前的新技术及其相关资料是本章的重点。目前取得的临床效果是令人鼓舞的，现将其最新的面部美容整形外科方法告知读者。在撰写本章中，我们就此过程的各个方面进行了研究。

眉间纹的存在是患者寻求整形外科医生为其治疗的最常见原因。在过去的 2 年中，我们从美国外科整形协会（American Society of Plastic Surgery）及美国面部整形科学院（American Academy of Facial Plastic Surgery）的调查清单中发现，A 型肉毒杆菌毒素的使

用最为普遍。自从 2002 年 A 型肉毒杆菌毒素作为减少眉间纹的美容产品被批准使用以来，当时公众普遍认为对眉间纹的治疗需要通过神经类毒素来完成。但现在外科医生已经找到了替代 A 型肉毒杆菌毒素的手术方法，即在手术室对患者实行前额提拉术及透睑术，以切除或削弱皱眉肌、眉间降肌和眼轮匝肌肌群等，其手术效果已经超越了单一的除皱及改善皮肤松弛。因此，当较好地实施手术时，手术造成的组织缺损可被自体移植材料填充（Knize，1995；Fausto，2003），因而手术效果得到了患者的高度认可。内镜的使用也使外科医生不仅能实施肌肉切开术及肌肉切除术，而且也能实施神经切断术，从而达到长期改善眉间纹的目的（Isse，1998；Foder & Ise，1996）。

　　面神经分支的经皮神经消融术概念最早是由 Herndadez-Zendejas 和 Guerrero-Santos 在 1994 年提出的。他们在 18 个月的长期随访及在斯坦福大学的短期随访中发现，眉间纹都是明显减少的（Utley & Goode，1999）。目前的展示反映了通过对面部神经解剖学更透彻的了解及更加精细仪器设备的应用使最初的概念得以更深入的认识。GFX 系统的目的是为外科医生提供了一种微创方法，而不是通过神经毒素来改善眉间纹。

　　我们这里所指的微创术是指使用射频探针和针对周围运动神经所设计的专用仪器（GFX Generator，Bioform Medical，Sanmateo，CA，USA）（图 3-1）。进行此项操作时，针头进入眉间肌后只是阻断面神经分支远端分支的传出神经通路，从而起到选择性地舒张前额降肌的作用。这种选择性传出神经消融术是以非药物性的方式改善皱眉肌、内侧轮匝肌、降眉肌和眉间降肌的过度收缩，从而起到改善皱纹的效果。射频能量历史悠久，并且已被成功地应用于不同的情况，包括对不规则运动过速的消融等心脏疾病。已有的研究表明射频能量能有效地改善眉间纹，临床长期观察效果依然显著。

相关解剖学

　　降眉肌群是由皱眉肌、眉间降肌、眼轮匝肌和降眉肌等组成。皱眉肌包括斜内肌和侧横肌。侧横肌和侧轮匝肌是由面神经的颞支支配，并与如下所述的眉外侧皮肤相接触。内侧降眉肌是由内眦神经支配，

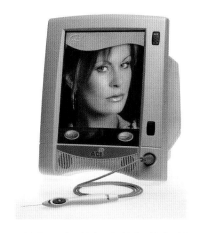

图 3-1　GFX 设备及与其相连的智能探针。探针包括一个刺激电流强度的控制按钮和 7mm 绝缘隔离的尖端（Courtesy of Cenerator，ACI，Inc，Centenaial，USA）

包括皱眉肌的内侧斜头和眉间降肌也是由内眦神经支配的。

　　上述肌肉的运动神经都来自于面神经，它们平行分布于面部肌肉中。面部软组织的感觉神经来自于三叉神经系统，在降肌旁孔穿出后垂直穿过降肌群，以平行的走向支配软组织。由于感觉神经和运动神经的走向不同，外科医生找到了可以破坏运动神经但同时保留感觉神经的区域。要注意的是，眶上神经深支是一个例外。

　　眶上神经深支与侧额运动神经走向相同，并从深部分离。运动神经在肌群下方走向，而感觉神经在骨膜内或骨膜向上穿行时被帽状腱膜和滑膜分离。这条神经或者从同一个孔内穿出，正如眶上神经一样，或从其斜上方的孔内穿出。它平行到达额骨并进入骨膜或在其上方。鉴于这些神经通路的走向接近于热消融的外侧区域，可对外侧神经到达皱眉肌处进行治疗。应特别注意的是，要防止针头压迫皱眉肌外侧缘的骨膜，从而避免损伤神经通路。

　　外科医生是使用 GFX 探针定位外侧神经至皱眉肌、内眦神经至降眉间肌和内侧皱眉肌而发挥消融作用的，还包括降眉肌、皱眉肌的内侧及与眉间降肌相连的轮匝肌的内侧头。图 3-2 是对神经解剖学的简单回顾。前已详述面神经额支的走向，其深支穿过颧弓后分为 4～8 支并形成 3 条神经通路（Ellis 和 Bakata，1998）。最上面的一条通路在颞顶筋膜内的额肌内走

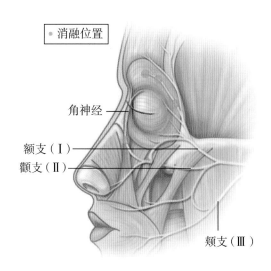

图 3-2 支配额部降肌的面神经分布示意图，记录了刺激皱眉肌外侧神经的作用区域。该神经分支位于支配眼轮匝肌和额肌的神经之间。图中显示，角神经丛颧大神经从深面浅出，由面神经颧支和颊支汇合而成。可经鼻背外侧选取角神经的刺激和消融位置

行，然后穿过额肌的内表面，最下支支配眼轮匝肌，中间支支配部分眼轮匝肌及皱眉肌，侧支以及与支配皱眉肌的神经位于外眦外上侧的眉部皮肤下方。这使外科医生可以移动 GFX 探头并且定位神经的走向于皱眉肌的横头。

由于 GFX 探头附有绝缘触点并内置刺激电流，外科医生可将探头放置于不同位置并观察额肌、皱眉肌、眼轮匝肌的独立收缩来进行定位。刺激支配皱眉肌的外侧分支可以引起眉肌及眉毛向中侧运动。皱眉肌、降眉肌的中侧端、轮匝肌、降眉间肌的内侧端均由内眦神经支配。该神经平行走行，位于内眦动脉和内眦静脉的后方，是颧神经的一个分支，同时也接受来自于颊神经的信息传递。该神经向深部走行并达到颧部的主要肌肉，然后从口角提肌的前方和提上唇肌、鼻翼肌相邻的皮下脂肪穿出。在鼻唇沟上外侧处进行皮肤切口，利用 GFX 探头可达到该神经，刺激此神经后可观察到眉毛的上下运动。

手术技术

评价

采用 GFX 手术治疗的患者必须与其外科医生进行详尽的沟通，以便了解自身的美学特点、不对称性、替代疗法及治疗风险。就患者的额部横向、纵向、斜向皱纹及面中部特征进行深入讨论并书面记录下来是非常重要的。为了确保患者的肌肉是以基线为参考进行评估的，所以要求患者在手术之前 3 ~ 4 个月不要使用神经毒素，并告知患者要在两个部位进行 GFX 探头插入。其中一点位于眼眶角外侧以接触外侧神经，另一点位于鼻唇沟的上外侧以接触内眦神经。患者需要在安静状态下做提眉及最大限度的皱眉动作并分别静态拍照，拍照时勿用闪光灯。同时，需让患者在镜前观察自己的表情，并书面记录已存在的皱纹的非对称性和肌肉的纹理与分布。完成静态摄影后，患者保持同样的表情，再拍摄一段简短的数字视频剪辑。

在评估的过程中，外科医生了解不同的皱眉肌以及哪些肌肉群可能导致皱纹的出现是非常重要的。2000 年，Knize 就这些不同的肌肉群进行了详细的分析和描述。斜纹和横纹的存在充分表明，内侧降肌包括皱眉肌的斜端、降眉肌和眼轮匝肌的内侧端。眉间降肌可以产生鼻翼背部的横纹。垂直纹的存在表明皱眉肌横体及侧体处于高水平的活动中。这些观察结果有助于外科医生理解眉间肌的双重神经支配模式。同样，了解眉肌的神经解剖学可帮助外科医生使用 GFX 系统对正确的神经进行操作。如图 3-2 所示，面部神经的颧支延续外侧神经至皱眉肌的横头，内眦神经支配降眉肌群和眉间降肌群。

术前准备

在术前准备中，让患者口服止痛剂和抗焦虑剂。患者以舒服的姿势躺在治疗椅上，因为这是一个双侧面部手术，要使医生能方便地接触患者的双侧面部。按照标准的术前准备流程清洁面部。清洗后待皮肤干燥，在其表面进行特定的标记（图 3-3）。标记出皱纹的深度以及皱眉肌的外侧界限对手术是很有帮助的。

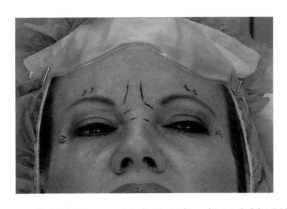

图 3-3　准备接受 GFX 治疗的患者，标记出皱眉纹和皱眉肌外侧的浅凹。用局麻药进行眶上神经阻滞麻醉，以获得前额中央的麻醉效果。在外眦部的 GTX 探针入口处（图中所示的圆圈部）补充注射麻醉

要确定上述位置，可让患者皱眉并用笔在其皮肤上出现的侧方小窝处进行标记。该标记可作为一个参考点，有助于外科医生在移动探头并接触到肌肉组织时进行判断。在这一点或进一步深入时，会很难区分神经刺激与肌肉刺激。这个表面标记可以限制射频消融的深入程度，因此，可以避免损伤离角膜边缘仅有数毫米的更靠内侧的主要感觉神经血管束。同样，也要在瞳孔中线下方的下睑皮肤上做出标记，可提醒术者当射频作用于内眦神经时应避开眶下神经。

射频探头的使用

一旦标记出表面解剖标志，外科医生可以使用一个体外神经刺激器定位靶神经的大概位置，同时可有助于外科医生限制运动神经的通路。置于 GFX 探头内的刺激器可使外科医生选择合适的深度或者尽可能地接近这条神经。对于每一个独立的肌肉群，低刺激阈值即可产生显著及可见的肌肉收缩。外科医生能够识别并区分额肌、皱眉肌和眼轮匝肌。

为了定位探头并使其在面部软组织内顺利运作，可在刺入点进行局部麻醉，形成一个皮肤水疱，并联合阻断主要的感觉神经。外科医生利用不同平面及感觉神经的位置，给予少量局麻药阻断感觉神经，而使运动神经不受影响。以这样的方式，刺激运动神经所

产生的肌肉收缩的反射是显而易见的，同时患者仍能感觉舒适。如前所述，术前口服用药有助于患者感觉舒适。

通过真皮和眼轮匝肌将 CFX 探头放置于靠近外眦皮肤处。使探头进入下方颞筋膜处以定位所需要的额叶神经分支（图 3-4）。用脚踏板控制 GFX 系统发生器可使射频消融能量产生的电流到达探头顶端区域。射频能量所产生的热效应对神经可造成不可逆转的损害。足够的热能作用于神经使其产生肌肉反应比通过刺激使其产生肌肉反应更为困难。然后，消融能继续进入更远端的方向。对于 GFX 探针的刺激，末梢神经可产生快速的反应。一连串的刺激同样可以产生相同的反应，操作时应小心以避免伤害到主感觉神经血管束。在向神经施加治疗能量时，由于神经被破坏，外科医生经常可以观察到肌肉的抽搐。当消融结束时，可观察到肌肉的活动明显减退。由于可能存在神经交叉分布以及肌张力的不对称性，在四个神经区域被完全消融之前仍可能看到眉间肌肉的活动。

术前分析

由外科医生所做的体检包括静态皮肤皱褶的深度和走向。当皱褶的深度存在不对称时，它提示某侧面部的肌张力可能比另一侧大。这一发现可能提示一支较为粗大的神经或多个神经分支支配有问题的某侧面部。如前所述，眉间纹的方向标志着内侧降眉肌的不同张力，该降眉肌可产生更多上下方向的皱纹。当发现有更多的垂直皱纹时，表明更多的内侧矢状纹是由内侧降眉肌产生的。在患者的配合下，外科医生通过

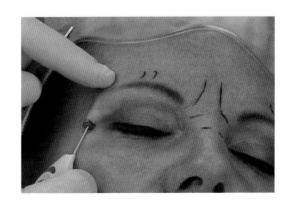

图 3-4　进行神经刺激定位后，插入 GFX 探针。通过独立的脚踏板，用控制器控制 RF 治疗能量

观察肌肉体积和整体肌肉强度以评估皱眉的实际运动。对额部皱纹和额肌张力的观察可以提示升肌群和降肌群之间的力量平衡。在考虑到存在眉部不对称的时候，必须仔细地评估之前存在的眼睑下垂。一旦根据整体皱眉强度、占优势的皱眉矢状方向及不对称性对患者进行分类后，外科医生进行 GFX 手术前应与患者讨论他们各自的特点。

手术入路的多样性

根据占主导力量的皱眉肌矢状面力量，外科医生可以选择首先消融侧方或内眦神经。当接触到内眦神经时，重要的是要记住一些安全标志。内眦神经一般在鼻上颌缝沿鼻外侧缘走行。它位于深部皮下组织，在提口角肌的前方。根据位置的不同，可在不同的深度发现该神经。当发现神经接近鼻部皮肤时，重要的是要运用局部冷却以防止意外灼伤皮肤，同样重要的是要将探头紧紧压向骨膜。

术后处理

当完成对四个区域的操作后，患者发现无论是水平皱眉还是垂直皱眉都很难进行。术后护理包括在切口部位及消融区域进行冷敷。当术后立即进行 30min 恒定压力的冷敷时，则患者很少发生因肿胀引起的损伤。告知患者睡觉时应使其头部高于心脏水平，如有不适可口服对乙酰氨基酚。由于探针的刺入部位是由 20 号针头来进行的，因此，无须手术缝合，贴 24h 创可贴即可。水肿是该手术最常见的损伤，瘀斑一般较少见，眼周水肿在术后 48 ～ 72h 可达高峰并于 1 周内消除。

病例展示

患者在 12 个月之前接受了 GFX 治疗。在治疗后 3 个月、6 个月、9 个月、12 个月后均可观察到皱纹的明显改善。此外，由于该治疗能选择性地消融额部肌肉的拮抗肌，患者眉毛的位置也得到明显的改善。在很多病例中眉毛的提升效果令人印象深刻，因为降眉肌在全部被消融的时候，额部肌肉可被分离并保护。总的效果便是额部肌肉的无抵抗力的提升。

病例 1（图 3-5）：患者在垂直方向上有中等程度的皱纹而在水平或斜方向上则没有，这种情况表明横向皱眉肌占主导地位。该患者经过支配皱眉肌的外侧神经的消融治疗后 7 个月，可看到额部肌肉持续放松及持久的提升。

病例 2（图 3-6）：显示一名患者在额部有中等程度的皱纹。该患者获得了同样的治疗效果，眉部的位置得到了改善，皱纹及皮肤的小凹陷有明显的减弱。这是该患者治疗后 9 个月的照片，显示额部仍然较放松。

病例 3（图 3-7）：显示了一名女性有非常发达的皱眉肌，从而在眉间形成了深浅不等的皱纹。在接受了 GFX 治疗后，注意观察其皱纹的消失和整体光滑的皮肤，该患者接受了内眦神经和侧方神经的消融术以达到除皱的效果。

病例 4（图 3-8）：显示了一名妇女有着非常明显的横向及纵向皱纹，她接受了支配皱眉肌的侧方神经及内眦神经的消融术。这是治疗后 4 个月所显示的效果。

病例 5（图 3-9）：显示了一名有皱纹的男性患者，他接受了侧方皱眉肌的消融治疗。注意观察由于额部肌肉的不抵抗导致其眉部位置皱纹的改善。这名患者在治疗后 8 个月仍保持良好的治疗效果。

病例 1

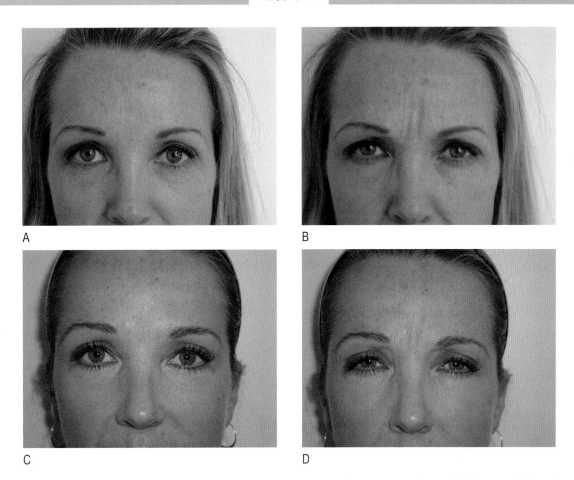

A

B

C

D

图 3-5 （A）GFX 治疗前患者静止时的表现。（B）GFX 治疗前患者皱眉时的表现。（C）GFX 治疗 7 个月后患者静止时的表现。（D）GFX 治疗 7 个月后患者皱眉时的表现，可以看到外侧皱眉肌松弛，皱眉纹消失

病例 2

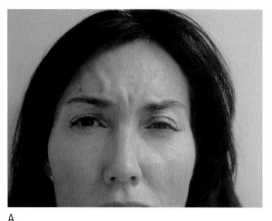 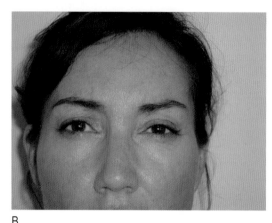

A　　　　　　　　　　　　　B

图 3-6　（A）GFX 治疗前，患者用力皱眉时的表现。（B）GFX 治疗 9 个月后，患者不能皱眉

病例 3

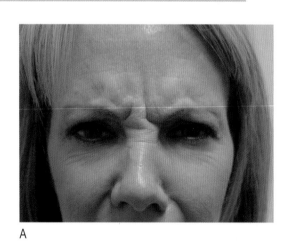 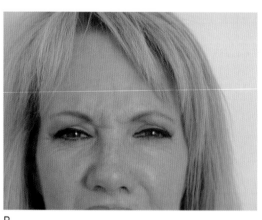

A　　　　　　　　　　　　　B

图 3-7　（A）GFX 治疗前患者皱眉时的表现，可以观察到垂直、斜向和水平方向的皱纹。（B）GFX 治疗 3 个月后患者皱眉时的表现。可见皱眉肌收缩能力下降，各个方向的皱眉纹松弛

病例 4

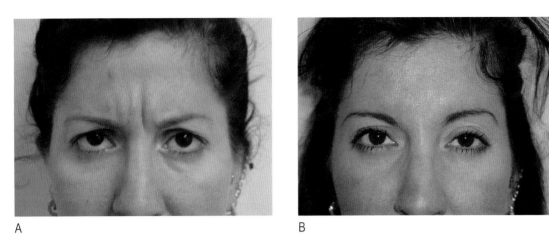

图 3-8 （A）治疗前，患者皱眉时出现严重的眉间纹。（B）GFX 治疗 4 个月后，患者试图皱眉时的表现

病例 5

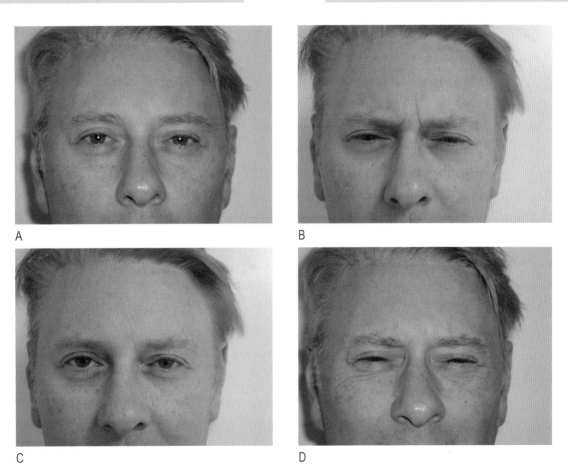

图 3-9 （A）GFX 治疗前患者静止时的表现。（B）GFX 治疗前患者皱眉时的表现。（C）GFX 治疗 8 个月后患者静止时的表现。（D）GFX 治疗 8 个月后患者皱眉时的表现，可以观察到皱眉肌复合体继续处于松弛状态

注意事项

在作者所治疗的 100 例病例中，该技术的安全性较好，无严重不良反应的记录，但需要强调几个临床方面的注意事项以避免患者可能的抱怨，比如皮肤灼伤、不对称性、感觉神经损伤等。应将探头始终保持在合适的深度而不要向皮肤方向提起。在进行消融术时，在探头插入点的位置，绝不能暴露探头绝缘以免引起皮肤烧伤，标记主要的感觉神经标志将会避免消融其附近的神经。在皱眉肌侧方边缘有一支感觉神经分支，眶上神经的深部分支贴近于位于侧方额骨上方皱眉肌边缘的骨膜处。因为这条神经的位置较深，在进行某些神经消融术时它可能被无意间加热。幸运的是，这条感觉神经要比小小的直径为 1 ~ 2mm 的运动神经粗大得多，需要更多的热量才能对其造成永久性损伤。GFX 的能量范围是专用于小的运动神经以及某些情况下一些特别深的眶上神经分支（存在于约 10% 的患者），该神经从侧下方额骨上方的孔中穿出而不是从眶上凹陷穿出，仅有一部分热损失可以作用于该感觉神经。无感觉神经瘤病例的报告。

结论

该项技术与化学去神经疗法相比，患者的表情会更加自然，保持疗效时间更长，因而具有重要意义。GFX 手术代表了眉间纹治疗的重大进步，目前为止治疗效果非常令人鼓舞。临床效果的持久性可能与运动神经的损伤程度，以及将皱眉肌侧方末端的面部神经分支及内眦神经作为靶目标有关就像临床病例显示的那样。随着治疗的累积和分析，控制该手术效果持久性的计算方式在将来可能会被提出，目前正在进行临床试验以加强 GFX 的治疗效果。

（赵小忠　李　贞　译）

推荐扩展阅读

Caminer DM, Newman MI, Boyd DB. Angular nerve: new insights on innervations of the corrugators supercillii and procerus muscles. J Plast Reconstr Aesthetic Surg 2006;59:366–372.

Ellis DAF, Bakala CD. Anatomy of the motor innervation of the corrugator supercilii muscle: clinical significance and development of a new surgical technique for frowning. J Otolaryngology 1998;27:222–227.

Fausto V. New treatment for crow's feet wrinkles by vertical myectomy of the lateral orbicularis oculi. Plast Reconstr Surg 2003;112:275–279.

Fodor PB, Isse NG. Endoscopically Assisted Aesthetic Plastic Surgery. St Louis, MO: Mosby-Year Book; 1996:56.

Hernandez-Zendejas G, Guerrero-Santos J. Percutaneous selective radiofrequency ablation of the facial nerve. Aesth Plast Surg 1994;18:41–48.

Huang SK, Bharati S, Graham A et al. Closed-chest catheter desiccation of the atrioventricular junction using radiofrequency energy: A new method of catheter ablation. J Am Coll Cardiol 1987;9:349–358.

Isse NG. The endoscopic approach to forehead and brow lifting. Aesthetic Surg J 1998;18:462.

Kanpolat Y, Savas A, Bekar A, Berk C. Percutaneous controlled radiofrequency trigeminal rhizotomy for the treatment of idiopathic trigeminal neuralgia: 25-year experience with 1600 patients. Neurosurgery 2001;48:524–534.

Knize DM. Transpalpebral approach to the corrugators supercilii and procerus muscles. Plast Reconstr Surg 1995;95:52.

Knize DM. Muscles that act on glabellar skin: a closer look. Plast Reconstr Surg 2000;105:350–361.

Tew JM, Mayfield FH. Trigeminal neuralgia: a new surgical approach. Percutaneous electrocoagulation of the trigeminal nerve. Laryngoscope 1973;83:1096–1101.

Utley DS, Goode, RL. Radiofrequency ablation of the nerve to the corrugator for elimination of glabellar furrowing. Arch Facial Plast Surg 1999;1:46–48.

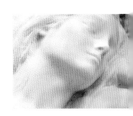

4

皮肤磨削术

Farzad R. Nahai 著

要　点

- 皮肤磨削术是一种治疗面部尤其是口周轻中度皱纹的手术方式，其治疗效果显著且价格适中。
- 进行皮肤磨削术时需在局部和表面进行麻醉。
- 皮肤磨削术可治疗瘢痕、法令纹、酒渣鼻等。
- 术前的皮肤预准备及对患者的教育可促进创面的恢复并有助于避免发生并发症。
- 避免损伤深部真皮网状组织，否则可导致瘢痕形成。
- 对于 Fitzpatrick 皮肤分型为Ⅰ、Ⅱ、Ⅲ型的皮肤，其轻中度皱纹经过治疗可取得满意疗效。

介绍

皮肤磨削术是皮肤重建的有效方法，可经受时间的考验，在皮肤表面重建、减少面部皱纹及由外伤、手术或痤疮导致的瘢痕中起重要作用。激光皮肤表面重建术及化学剥脱术是有效且较为普遍的皮肤重建方法，因其效果显著、价格适中及其操作的直接性，皮肤磨削术是目前治疗口周皱纹及痤疮、瘢痕、肥大性酒渣鼻等的常用技术。与其他技术相比，它亦能更好地控制皮肤的损伤深度。

皮肤磨削术可在局部麻醉、神经阻滞或全身麻醉下操作，其所需设备简单、廉价、方便携带（图4-1）。它包括一个基础动力装置、手具及可更换的治疗头。此装置可产生一个可控制的机械方法以削平表皮和不同深度的真皮。这种机械的、可控制性的真皮的损伤（皱纹或瘢痕隆起部分）可促进胶原及上皮再生，从而起到与治疗前相比可使皮肤更光滑或减少隆起的效果。这就要求认真选择患者、进行细致的规划以及具备娴熟的操作技能。

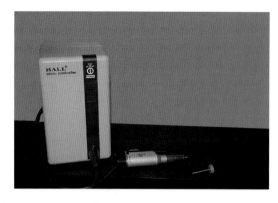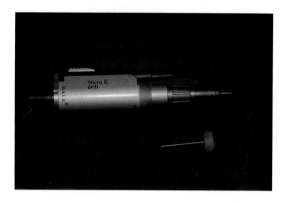

图 4-1 市面上的一种皮肤磨削设备的基本元件。手具和咬合钻头如图所示

相关解剖学

皮肤上的细纹和较深的皱纹都是由晒伤、真皮萎缩、表情肌的活动、皮肤皱缩、烟熏和外伤等造成的，痤疮瘢痕引起的相关变化在真皮中的表现也很明显。了解基本的皮肤解剖学结构是理解皮肤磨削术以及如何安全操作的必备前提（图 4-2）。皮肤主要由表皮层、真皮层和皮下组织组成。表皮是皮肤的最外层，是角质保护层，内无血管，是黑色素细胞色素形成的场所，分为 5 个不同的层次。

真皮层是皮肤的主要组成部分，它与伤口愈合、皮肤弹性、皮肤表面的血液流量以及皮肤表面的外观有关。所有的皮肤表面重建技术是在真皮层发挥作用的。真皮层主要分为两层，即乳头层和网状层。乳头层凸向表皮，并富含丰富的胶原纤维。乳头层表面有许多乳头状突起，与表皮层上的凹槽呈犬牙交错样相接，是真 - 表皮交界的标志，内含毛细血管及游离神经末梢。真皮网状层较厚，位于真皮乳头层的下方，内含粗大的胶原纤维。胶原纤维由细变粗的地方是真皮乳头层与网状层的交界处。在真皮网状层的底部有丰富的血供。

真皮对已损伤表皮的再生具有重要作用。对于皮肤磨削术，一小块完整的真皮对于皮肤的再生是必需的，如果过多的真皮被损害，则皮肤很难再生，并且也很容易出现瘢痕。因此，皮肤磨削术成功的关键之一是要保留一小块再生真皮，这样就可以有新鲜、健康的皮肤再生而且没有瘢痕形成。面部的皮肤和其他组织有丰富的血液供应，因此，对严重的真皮损伤有较好的愈合作用，而其他组织则容易留下瘢痕甚至不愈合。皮肤磨削术所引起的创伤诱导皮肤再生过程的结果是消除面部皱纹。

患者的评估及选择

适当地选择患者及对皮肤的评估是取得满意疗效及避免并发症发生的关键。应采集病史并进行体格检查。不规则瘢痕史、长期出血、延迟愈合、吸烟、药物以及使用局部皮肤护理品等的病史都需要明确的评估。服用异维 A 酸是皮肤磨削术后瘢痕形成的高危因素，因此，术前应停止服用异维 A 酸。一些皮肤病学专家建议皮肤磨削术前至少停止服用异维 A 酸 1 年。

因为皮肤消融重建术及激光脱毛等治疗可降低皮肤的再生能力，因此，了解之前是否做过以上相关治疗非常重要。要注意面部皱纹的位置、深度及瘢痕，1988 年正式确立了 Fitzpatrick 皮肤分型：Ⅰ型皮肤是白色的，常常晒伤但肤色从不变黑；Ⅱ型皮肤是白色的，经常晒伤，有时肤色会变黑；Ⅲ型皮肤是白色的，有时晒伤，但常常肤色会变黑；Ⅳ型皮肤是浅褐色的，很少晒伤，但肤色容易变黑；Ⅴ型皮肤是暗褐色，极少晒伤，但肤色非常容易变黑；Ⅵ型皮肤是黑褐色的，从不被晒伤但总是黑色的。也可以对口周皱纹进行分类：Ⅰ型较轻且表浅，常仅位于下唇；Ⅱ型皱纹深度中等，累及上唇的 2/3 及较少的下唇；Ⅲ型皱纹深厚，累及整个上唇、下唇及下颌。Fitzpatrick 分型为 Ⅰ、Ⅱ、Ⅲ型的患者适合进行皮肤磨削术治疗，但此技术不适用于Ⅳ、Ⅴ、Ⅵ型，因为此三型容易形成增生性瘢痕及造成色素脱失。所有类型的口周皱纹都可以治疗，根据各自需求其损伤深度亦不同。眼睑周围细腻的皮肤不适宜做皮肤磨削术，而肥大性酒渣鼻则非常适合采用皮肤磨削术。对有皮肤重建史的患者（如激

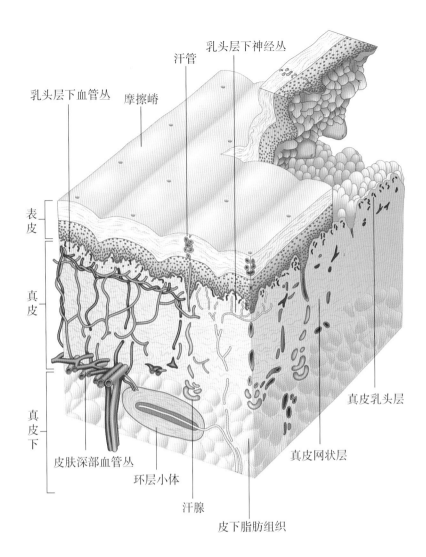

图 4-2 人皮肤的分层，显示表皮、真皮和皮下脂肪层。这是通过皮肤磨削术损害深部乳头和表层网状真皮获得的结果

光或化学剥脱术）进行皮肤磨削术时应更加谨慎，操作时动作要轻柔。

如果有任何潜在的延迟愈合和瘢痕形成的风险，临床上应先进行皮肤预测试，选择一小块皮肤测试区（通常为耳后或其他区域）。麻醉后，行常规设置或者消毒电烧灼器并在此区域的皮肤进行皮肤磨削术。应对患者密切随访，如果皮损正常愈合，可认为行皮肤磨削术是安全的；如果皮损愈合不良、形成瘢痕或出现过度增生，则不应采用皮肤磨削术治疗，可考虑其他损伤较小的皮肤重建术治疗。

适应证

皮肤磨削术适用于面部皱纹的减少、痤疮瘢

痕、手术瘢痕及肥大性酒渣鼻的治疗。最常见的仍是口周皱纹，治疗效果最好的是面部皱纹为轻中度、Fitzpatrick 分型为 Ⅰ 和 Ⅱ 型的患者。

术前准备

使患者抱有适当的期望值、向患者详尽地讲述恢复过程、让患者知情同意及术前皮肤护理都是非常重要的。应告知患者皱纹可被淡化，但不能完全消除，同样，也应进行关于出现并发症的可能性、形成瘢痕、永久性色素脱失及延迟愈合等的讨论。在进行皮肤重建术之前为所有患者制订标准的皮肤护理方案，这包括外用维 A 酸和氢醌类漂白霜。术前使用维 A 酸可使皮肤增厚，从而缩短了皮肤恢复时间，而漂白霜则可减少术后黑色素细胞的活性。术前 1 周应停止服用所有的补品、维生素，以及延长出血时间或具有抗凝作用的药物（表 4-1）。

操作方法

出现麻醉效果后（图 4-3），用乙醇溶液、温和的肥皂或其他面部护理品来做面部皮肤准备。如果用的是聚维酮碘，使用后要立即脱碘，以避免可能出现的系统吸收。如有需要，对手术区域应做标记，避免计划外区域被磨皮，可用标记笔在手术区域做出标示以方便手术的顺利进行，也可避免计划外区域被磨皮。要特别注意需要美容的面部皱纹区域，也要考虑到所治疗的是一个区域而不仅是一条皱纹或者一个瘢痕。为了安全起见，要检查磨皮术的设备，选择合适的治疗头，尤其要检查治疗头与手具是否匹配。

进行治疗时，术者双手握紧手具，助手在皮肤上适当地施加压力。如果在近发际线处进行磨皮，应把头发保护起来以避免旋转的钻头损伤到头发。治疗前应选择好适用于皮肤表面的最大的钻头运动速度。在皮肤表面施加压力，以防止手术区域皮肤在高速运动的钻头下移动。双手持手具以防止钻头移动。随着钻头旋转，它轻轻地降到皮肤表面，并以切线的方式与皮肤接触。要轻柔地盖住需要重建的区域。

最初去除的是表皮，并不会流血。随着磨损逐渐深入，至真皮网状层上时可见瘀点状出血斑点（图 4-4）。随着损伤的加深，相关的精细护理应贯穿于治疗的整个过程。当磨损到一定深度后，点状出血即融合成片状出血，并且其基底呈光滑的粉红色，则标志着进入真皮乳头深层，已达治疗终点，应停止磨削（图 4-5）。如果磨削的深度超过这一水平就会损伤真

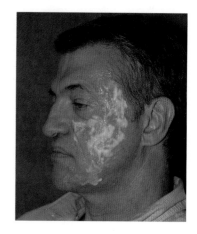

图 4-3 首先在皮肤磨削（颞部）和填充（颊部）的部位外用局麻软膏

皮，则不会形成新鲜、健康的皮肤而会出现瘢痕修复。如同其他一些表皮重建技术，如果进入磨皮术边缘的非治疗区域时进行适当"融合"或呈"羽毛"状处理（如治疗下颌边缘以下、发际线内或下颌以下等），将有助于减少治疗区与非治疗区之间的过渡区的外观差异及肤色差异。

手术完成后，在皮肤上覆盖（1∶100 000）肾上腺素浸泡过的纱布，如果发生出血则应用抗生素软膏。应向患者交代日常使用丝塔芙洁面乳清洁皮肤并继续使用抗生素类软膏。一般每天使用 4～5 次洁面及抗生素软膏以保持创面清洁，直到第 7 天或第 10 天，有新的上皮长出。需要指出的是，新生皮肤在 4～6 周内都会很红。可在皮肤表面涂上防护物。新生皮肤对紫外线非常敏感，因此，要注意防晒并使用防晒霜，也可外用药膏，如 1% 氢化可的松和 4% 氢醌可加速红肿消退。

表4-1 皮肤磨削治疗药物

治疗前	治疗前 3～5 天口服抗病毒药物	治疗前 14～21 天外用 4% 氢醌			
治疗时（选择一种或多种方法）	外用局麻药	面部感觉神经阻滞		口服抗焦虑和（或）镇痛药	
治疗后	根据需要外用面部清洁和抗生素软膏，每日 3～5 次	根据需要口服镇痛和抗焦虑药	术后 30 天再次外用 4% 氢醌，直至红斑减轻	继续口服	术后 30 天外用 1% 氢化可的松，直至红斑减轻

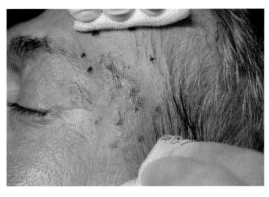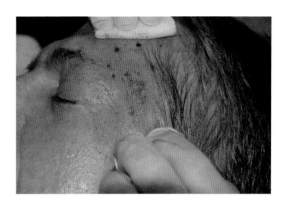

图 4-4　采用皮肤磨削治疗一遍后开始出血，表皮和真皮乳头浅层受损

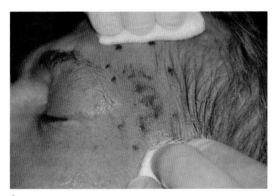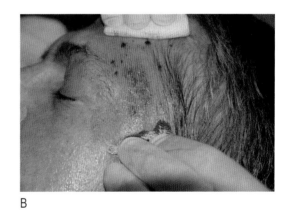

A

B

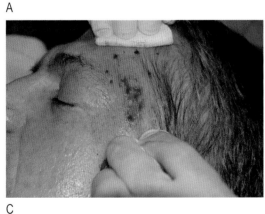

C

图 4-5　（A）随着进一步皮肤磨削治疗，损伤更深，可以看到均匀一致的浅粉色背景，伴有散在出血。（B）损伤深度进一步增加后，可见均匀的浅粉色背景，伴有散在的瘀点性出血。（C）磨削深度进入真皮网状层，可出现更均匀的出血和颜色更深的红色或粉红色背景。若损伤超过此水平，可导致永久的瘢痕

疗效

病例 1

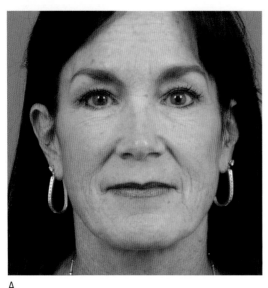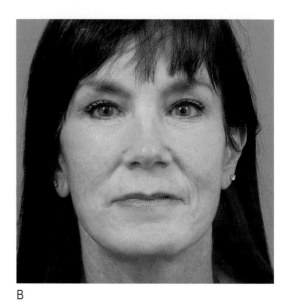

A　　　　　　　　　　　B

图 4-6　（A）45 岁女性，有口周皱纹。（B）口周皮肤磨削治疗 6 个月后随访

病例 2

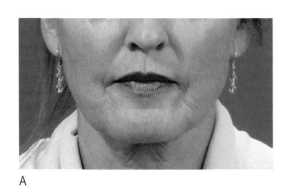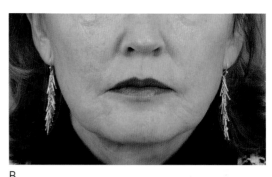

A　　　　　　　　　　　B

图 4-7　（A）51 岁女性，有口周皱纹。皮肤磨削治疗前。（B）口周皮肤磨削治疗 6 个月后随访

缺陷及处理方法

虽然总体来说皮肤磨削术是安全有效的，但它仍然存在某些风险。如果磨削得太表浅，则效果不会太明显；如果术后 6～8 周瘢痕或皱纹仍然存在，则要考虑重新实施手术或采用其他皮肤重建术。如果磨削的程度太深，将可能会出现严重问题。如对真皮损伤太深，则会出现严重和永久性的瘢痕，可使用局部硅片、加压，更严重时可行手术切除瘢痕或进行皮肤移植治疗，这可能是一个具有严重破坏性的并发症，应做出一切努力来避免它。幸运的是，选择合适的患者及采取精湛的操作技术会使这种并发症的发生率降到最低。另一种并发症是色素脱失，其程度从轻微色素脱失到明显色素脱失，与 Fitzpatrick 皮肤分型和磨削深度有关。患者本来的肤色越黑或色素越深，磨削的深度越深，则发生色素减退的可能性越大。与其他皮肤重建技术一样，由于皮肤损伤，静态带状疱疹可被激活，因此，所有患者治疗前应口服抗病毒药物如阿昔洛韦或伐昔洛韦。如果确实发生带状疱疹，口服抗病毒药物可以有效地缩短其病程，通常也要应用止痛药。

结论

皮肤磨削术对于面部嫩肤来说仍是一个比较有价值的辅助治疗方法，可减少面部皱纹、痤疮瘢痕、手术瘢痕、肥大性酒渣鼻等；它便捷、微创、疗效确切；其所需设备占用空间少，价格也不贵。通过选择适当的患者，准确地做好皮肤准备，了解解剖学结构，则愈合延迟及瘢痕形成等并发症是可以避免的。

（赵小忠 李 贞 译）

推荐阅读文献

Baker, JL. Dermabrasion. In: Nahai F (Ed). The Art of Aesthetic Surgery: Principles and Techniques. St Louis: Quality Medical Publications; 2005.

Baker TJ, Stuzin JM, Baker TM. Facial Skin Resurfacing. St Louis: Quality Medical Publications; 1998.

Kitzmiller JW, Visscher M, Dean A et al. A controlled evaluation of dermabrasion versus CO_2 laser resurfacing for the treatment of perioral wrinkles. Plast Reconstr Surg 2000;106:1366–1372.

Stuzin, Baker TJ, Baker TM. Discussion of a controlled evaluation of dermabrasion versus CO_2 laser resurfacing for the treatment of perioral wrinkles. Plast Reconstr Surg 2000;106:1373–1374.

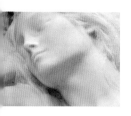

5

面部金属丝皮下分离除皱术

Miles H. Graivier 著

要　点

- 皮下置入金属丝可以显著改善萎缩性瘢痕和深皱纹。
- 埋线位置应该尽可能靠近皱纹和瘢痕边缘。
- 术中止血对防止术后肿胀、瘀斑、恢复不良尤其重要。

- 推荐植入填充物、脂肪或组织移植物，以保证远期效果。
- 应将填充物、脂肪或组织移植物置于缺损部位，以避免造成不必要的矫正过度。

介绍

美容手术有两种不同的方式：一种是切开的大手术，另一种是微创的小手术。整形科医生通过各种工具实现重建、填充、松解和紧致的目的。最近，有一种新的方式可以将大切口转变成微创的小口，这种方法叫作"释放"。

切口对于开放性手术的成功与否至关重要，但也会产生相关的代价：出现切口瘢痕并有时导致脱发、恢复时间过长以及其他侵入性手术常见的并发症。为

了达到疗效并减少并发症，外科医生使用了各种各样的工具来达到微创的目的。曾经一时兴起的叉状插管和细针似乎减少了并发症，但是对于深皱纹、凹坑和萎缩性瘢痕的疗效却不尽如人意。当然，使用剪刀会解决问题，但同时却需要更多的切口。为了去除瘢痕而造成新的瘢痕似乎并不是一个好的选择。

2000 年，一些俄罗斯医生（Sulamanidze 等，2000）描述了一种新型工具：线状皮下分离器。他们用线状皮下分离器治疗了 54 例软组织轮廓损伤的患者。术后平均回访 11 个月，显示患者的平均满意率达96.3%。最初的线状分离器是将一个短的锯齿状的线

附在针上组成的，使用不方便且容易损坏。为了探索更理想的工具，笔者协助 Nutec International 设计了一款钻石线（Diamond Wire），而后通过与 Coapt System 公司的商讨，终于制成了现在在笔者的手术中专用的 SurgiWire 线。

2006 年，笔者报道了 45 例利用金属线去皱患者的随访情况，平均随访 12 个月，其中最长的达 19 个月。其中的 38 例采用的是埋线去皱法，另外 7 例利用金属线作为皮下分离的工具，最终 45 例患者的皱纹平均改善了 2 级。在之后的 24 个月，无一例患者要求再次手术（Graivier，2006）。

SurgiWire（图 5-1）是由 304 级不锈钢手术线编成的 3 尺长的金属丝，一来防止磨损，二来有足够的长度以备术中多处使用。SurgiWire 的边缘略呈锯齿状，以便术中切开组织。金属丝的两头各有一个 Keith 针，可以在术中复杂的区域更灵活地操作。

SurgiWire 能够迅速、平稳地分离皮下组织，在没有切口的情况下分离出一个平面。因为运动神经和大血管都位于组织深部，所以风险非常小。通过分离皱纹的皮下平面使真皮层展平，从而达到舒展皱纹的目的（图 5-2、5-3）。

不过，手术成功的关键仍在于术者高超的技术。以下是一些手术要点：

● 在尽可能地靠近需要治疗的皱纹、凹陷等处进行松解步骤。
● 术中充分止血，防止血肿和术后组织肿胀。
● 用 1% 利多卡因和 1 : 1000 00 稀释的肾上腺素冲洗。
● 在组织松解后加压 5min。
● 置入填充物或脂肪时注意不要矫正过度。

适应证、患者群的选择和术前交代

埋线法适用于中至重度的鼻唇沟深陷、眉间皱纹、痤疮瘢痕、术后粘连、唇周皱褶，亦可用于口角

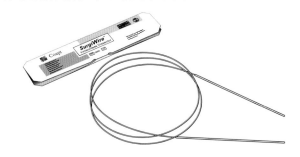

图 5-1　外科金属丝

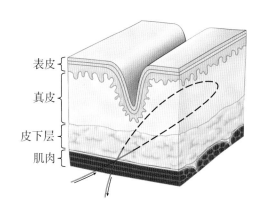

图 5-2　皮肤深纹（4 级或 5 级）横断面，用金属丝在真皮下平面环扎凹陷

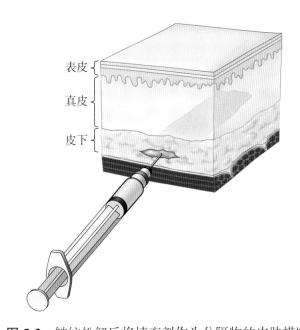

图 5-3　皱纹松解后将填充剂作为分隔物的皮肤横断面

皱纹、眼角鱼尾纹、口周轮辐状皱纹、面颊和下颌皱纹、额头横纹、颈部横纹以及萎缩性瘢痕，还有人将其用于蜂窝织炎。也许以后 SurgiWire 会成为颈部提升的一种免切口的辅助方法。

埋线松弛法的最佳人选为按照皱纹程度分级（wrinkle severity rating scale，WSRS，最浅为 1 级，最深为 5 级）4 ～ 5 级的人以及鼻唇沟（按 WSRS 分级）或面部其他部位 Lemperle 皱纹评分（0 ～ 5 分，最严重为 5 分）4 ～ 5 分的人。对 WSRS 分级更低的人置入填充物即可解决，一般不用此法。

通过照片，我们对于面颈部的 11 个不同部位的皱纹、深陷和皱褶进行了 0 ～ 5 级的 WSRS 分级。埋线法仍适用于面颈部皱纹 4 ～ 5 级的人群，不过一些

WSRS 分级较低的特殊人群也可作为此术式的适应证：①眉间或眼周皱纹于肉毒杆菌毒素和填充物术后效果不佳者。②口周轮辐状皱纹对于肉毒杆菌毒素、填充物和剥脱性疗法（激光、皮肤磨削、化学剥脱）反应不佳者。③已对于面部深在皱纹进行过埋线治疗法的患者。

很多患者为置入填充物花了很多钱但结果不尽如人意，这是因为对于上述适应证的人群来说，埋线法才是最佳的选择。另外，埋线法还具有价格合理、操作简便、仅需局部麻醉、一次性治疗等诸多好处。对于一位分级为 4～5 级的患者，埋线法和脂肪或填充物结合的总费用还比不上一次单纯的短效或永久的填充物植入术。

另外，对于 4～5 级的患者，填充物并不能准确地被置入靶组织中。在置入过程中周围组织的出血不但对皱纹没改善作用，反而会起到更差的效果。对于皱纹较深的患者，往往需要多次置入足够的填充物和脂肪才能彻底填充皱纹。即使经过多次手术，如果使用的填充物作用为非永久性，则手术的效果仍为暂时性的。相比之下，埋线法的好处在于一次手术即具有持久的作用。

术后粘连是另一个传统方式很难解决的问题，面部提升术，尤其是通过浅表肌腱膜系统（subcutaneous and musculoaponeurotic system，SMAS）进行的提升术常出现这一副作用。面颈部抽脂术后患者容易出现轮廓畸形。这种术后凹陷或粘连畸形在表情平静时并不明显，但在面部表情丰富时会凸显出来。埋线配合非常少量的填充物或脂肪的方法不失为矫正这些术后凹陷和粘连畸形的一种简单有效的方法。

在向患者进行术前交代时，首先，向患者告知埋线手术的详细过程以及术中有可能需要配合置入填充物或脂肪是很重要的。如果患者有费用方面的顾虑，医生则需向患者解释清楚，填充物的作用仅仅是作为一个间隔物以防止再次发生粘连，所需的数量非常少。一般来讲，在埋线手术中每侧鼻唇沟的透明质酸（Restylane，Juvederm Ultra）填充量不超过 0.3ml。医生还要向患者交代清楚术后有需要再次注射少量填充物或脂肪的可能性。

其次，需要注意向交代患者的术后回访：术后 1 周回访以便及时发现术后副作用，术后 4～8 周回访以便评估再次注射填充物的必要性。如果术后未发现副作用，患者应于术后 4～8 周回访手术效果满意度，

并适量补充注射填充物。最后，在术前需向患者交代清楚手术的种种并发症，尤其是本术式最常见的并发症——术后肿胀，并签署知情同意书。这样一来，患者能够在心理上做好承担副作用风险的可能性。

在术前交代过程中，必须常规完整了解患者的病史。如果患者有伤口愈合不良、免疫缺陷、增生性瘢痕或者瘢痕疙瘩病史则不适合做埋线手术。有单纯疱疹的患者要确定其没有处于病情的活动期，并于术前 2 天起常规预防性服用抗病毒药物，直至术后 3 天。体格检查时如果发现患者的皮肤很薄或者很脆弱，则不适合手术。

术前准备

术前 7 天，患者需停用阿司匹林、布洛芬、维生素 E、维生素 C 以及其他任何会影响凝血的药物。患者可以在术后 1 天开始服用这些药物。术前 24h 可以使用止血药物山金车（SinEcch™）来减轻术后组织肿胀，这些药物可持续使用至术后 4 天。

埋线去皱手术可以单独在局部麻醉下进行，也可以与其他手术结合起来在全身麻醉下进行。后者的好处在于可以去除足够多的脂肪来填充皱纹以避免术后粘连。如果在局部麻醉下手术，就无法进行充分填充脂肪或者其他填充物。在患者直立位时用外科标记笔标记，在患者平躺时再次标记，并嘱患者做微笑、抬眉毛、皱眉头等表情以确定皱纹的深度。可以用表面麻醉药物 [优卡因 LA，三重麻醉药膏（20% 苯佐卡因，6% 利多卡因，4% 丁卡因）] 和冰袋减轻局部注射麻醉的不适感。术前 10min 在治疗区域注射 1% 利多卡因和 1∶100 000 肾上腺素局部麻醉。如果手术需要，可进行必要的神经阻滞。

手术的目的在于分离出一个减轻缺损的平面，这就要求一定要在尽可能靠近皱纹或缺损处做标记。具体步骤可以参见下文"手术技巧"中的"术中变通小技巧"。

手术技巧

一般原则

埋线手术是一个盲法分离的过程，所以需要格外

小心和高超的技巧。建议外科医生先从如填充鼻唇沟和面颊皱纹等简单的步骤开始。这些部位风险小，在局麻下仅需 15min 即可完成。这些步骤可以熟练完成后，再尝试其他的皱纹、凹陷或瘢痕。直至完全掌握技术后再尝试痤疮瘢痕或者用 SurgiWire 完成大的埋线手术。

手术开始时，先以 45°～ 60° 角进针至皮下平面。如果透过皮肤可以看见针的颜色则说明进针过浅，进针到正确的平面是一个需要技巧的手法。进针过程中用非主力手指和大拇指不断拉伸、触摸来感受进针的阻力。当进入皮下时有落空感，针可以顺利滑行。为了避免损伤感受器、运动神经和血管，一定保证进入的皮下平面紧贴真皮和皮下组织连接的层面，并在肌肉的上方。当患者年龄大、很消瘦或者皮肤很薄时，就很难保证针的深度保持在该层面。

顺着标记线进针，在皱纹或凹陷的一端圈个圈，拔出针，再从出口处进针，直至针走至皱纹的另一端（有时根据需要分离部位的形状，可能需要多个出口并多次进针），再平行反方向进针，原路线返回。这样一来，需要分离的部位就被线完全围住了。

接下来，将线的终端打结，以避免入针口扩大。缝合时使双手间的距离保持在 2 英寸以避免扩大入针口。进行轻柔缝合时，请助手采用对面牵引。一旦开始缝合后，线很容易穿过组织。当解剖完成后，可以将圈保存在穿刺位置。

在组织中推动圈时，SurgiWire 会弯曲，这样就可以标记真正分离组织时用到的钢丝的位置。钢丝上弯曲的部位可以很轻松地分离皮下组织而没有磨损，然后继续将其移动到下一段钢丝进行下一处的分离即可。因为一根钢丝有 3 英尺长，所以一位患者只需要一根钢丝就够了。

在分离组织后，在进针部位即刻用利多卡因和肾上腺素冲洗。笔者一般使用 23g Angiocath™ 和 1% 利多卡因与 1∶100 000 肾上腺素的冰混液。冲洗后压迫至少 5min。这个步骤非常重要，因为有效止血可以降低术后水肿和血肿的风险。

下一步就是植入填充物以防止分离部位的再次粘连。以前笔者在采用钢丝分离术时，并没有在所有组织分离术后都植入填充物，然而通过病理回顾比较发现分离术后植入填充物可以更持久、有效。所以现在推荐对所有患者在实行钢丝分离术后都立即植入填充物。

几乎所有的患者都有足够的脂肪，所以脂肪是理想的填充材料。在全身麻醉和静脉镇静麻醉患者中，我会选择其他同时进行的手术部位的脂肪作为填充物。在面部提升术患者中，颞筋膜、SMAS 筋膜、眼轮匝肌以及真皮组织都可以用于分离术后作为填充物植入。取比填充部位体积略大的组织并用紧缩器握实后再植入。用缝线固定移植物并在每一植入处封口是非常必要的。因为脂肪移植简单易行、成功率高，所以在多数患者中脂肪是笔者的首选。在多处进行手术分离需要大量组织移植时，因为与其他填充物相比脂肪的成本低廉，笔者也喜欢选择脂肪作为填充物。笔者用钝头 18g 套管针在皱纹下注入 0.1 ～ 0.4ml 脂肪。如果在植入脂肪后有脂肪外溢，则需要在切口处缝合。如果术后有凹陷或者在填充痤疮瘢痕时，可以在更大的区域内植入更多的脂肪。脂肪填充时要注意不要矫枉过正，要把脂肪作为一个填充物，而不单纯是塑形剂。

如果手术是在局麻下进行的，一般建议植入人工合成填充物。笔者比较喜欢一些维持时间短的填充物，这样就可以避免填充物的流动聚集，而且一旦在填充部位有过度填充矫正也会消散得比较快。笔者比较喜欢用的填充物是非动物源性的稳定透明质酸：Restylane® 和 Juvederm Ultra®。一般在单侧鼻唇沟的使用量都不超过 0.3ml，如果是用在面部其他皱纹则用量更少。无论填充物是脂肪还是透明质酸，都需要将填充物刚好填充在真皮和皮下组织中间形成平滑的一层。在这一步骤中要特别小心，因为一旦填充过多就会造成"铅笔状"畸形并需要数月才能恢复。有一些患者仅需要钢丝分离术即可取得比较好的效果，然而对于没有空间的填充来说长久的效果往往难以肯定。

同时亦可进行皮肤剥脱术，然而具有造成皮肤全层损伤和延长术后肿胀时间的风险。如果想把分离术与激光磨削术结合在一起，要注意调节参数以减少术后副作用。最近兴起的点阵激光可以减少术后恢复时间和减少皮肤全层损伤的风险。

在对有疱疹病史的患者进行口周手术前，应在术前 2 天开始预防性服用抗病毒药（阿昔洛韦、泛昔洛韦和伐昔洛韦）直至术后 3 天。术后 24h 内不睡觉时实行分离术处需每隔 1h 冰敷 20min。鼻唇沟分离术后 4h 内可用纱布卷纵向缠绕以减轻血肿。患者在术后 2 天内需要避免大笑或者表情过于夸大。

术中变通小技巧

对所有的适应证均可采用上述术式。真正实行分离术前需要考虑缺损的具体情况。在多数分离术中，仅需要 2～3 个入针口即可。如果需要手术的范围更大，则需要更多的入针口。不同分离术的几何构建可以不同。比如说，可以从缺损的前方或后方开始下手，也可以从缺损的中间和侧面下手，但这并不是最主要的。最重要的是：①一定要保证皮下的解剖层面。②在最靠近缺损的地方分离。对具体病例的技巧将在下文描述。

眉间皱纹

在最靠近皱纹上方部位进第一针，分离皮下平面直至皱纹的下方然后出针。然后再次用同样的针从出针处进针或者换第二根针在第一针入针口处入针，将针略弯曲后分离组织直至皱纹的另一端与前一针处于同一位置出针。助手需要确保环平滑、没有打卷，并加以反作用力。在分离术时，交叉钢丝并有一个轻轻缝合的动作，直至使钢丝分离至出口前方（图 5-4）。

口周放射状纹和眼角鱼尾纹

可以分别去除 4 级或 5 级的口周放射状皱纹和眼周深在皱纹或者对它们一起手术。实行单处手术的较多见，不过对鱼尾纹可以采用三角式法。如果要分离口周放射状纹，需要在唇周的皮肤、黏膜交界处进针，在人中处出针，然后再次以一定角度进针，并在距交界处不超过 3mm 处出针。术后水肿会造成唇部曲线不佳。

唇颏皱纹

这个部位的几何塑形需要限制皮下组织，这一点与对眉间皱纹的处理相同，最大的区别在于唇颏部位的组织比较致密，所以要特别注意术中保证在皮下的一个平面上分离。

鼻唇沟

在鼻唇沟的内下侧进针，在内侧三角区域出针。许多 4 级和 5 级鼻唇沟非常深，仅形成一个凹陷的三角区域，这个时候出针就应该在三角区域下方，然后辅以凹陷处植入填充物或在未分离时植入脂肪。用同样的针在同样的地方进第二针，并分离至鼻唇沟外侧再出针。之后再用同样的针进第三针，分离至鼻唇沟外侧，在第一针进针处出针（图 5-5）。

痤疮瘢痕

面部的痤疮瘢痕对任何皮下分离的效果都不佳，但是 SurgiWire 可以无切口分离紧密黏附的瘢痕。治疗的理念就是要潜行分离颊部的皮下组织。因为组织存在致密黏附性，应该从 SurgiWire 中部开始，并保

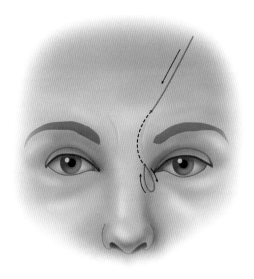
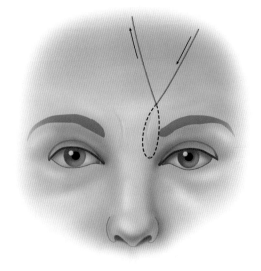

图 5-4 松解眉间纹

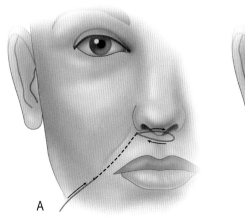
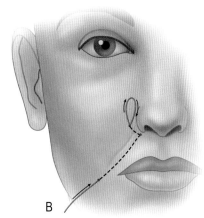
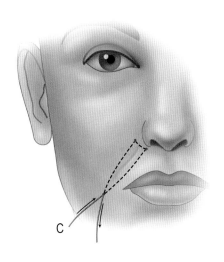
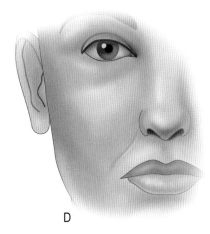

图 5-5 松解鼻唇沟

证其他部位边缘的锋利以进行额外的分离。对于严重、深在的痤疮瘢痕，最佳方案是在从颊部外侧进入内侧过程中先找到一系列的三角区域然后再进针。

一开始先在 1 号区域进针，然后在 2 号和 3 号区域再次进针，形成三角形的基底，然后在 1 号区域及三角形的顶点处出针。交叉缝线后开始缝合。这时特别需要助手在三角形底边给一个反作用力（图 5-6）。

颈部分离术

与切开吸脂术和切除多余的皮肤相比，钢丝分离术也是一个不错的选择，因为其简单易行且仅需要口服镇静药。进针点和 3 ~ 4mm 的切口位于颈部颏下皱褶处。浸入消肿药物可以有效地缓解颏下和下颌吸脂术后血肿的发生。可以在术前先行分离颈部前阔肌平面，这样可以避免伤及面神经。

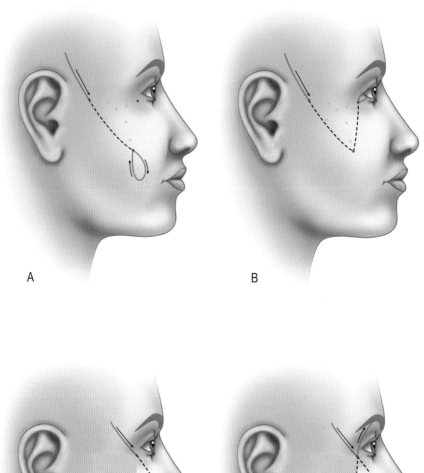

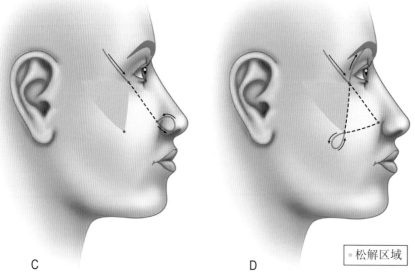

图 5-6 松解颊部散在的痤疮瘢痕

　　分离术应在靠近耳垂处进针，与下颌轮廓平行走针，在颏下中线 2/3 处出针，然后由出针处再次进针。然后沿着下颌轮廓走行向后达到颏下，再经中央颈颏下方出针。再次在出针口进针后沿着分离区域反向走针，直至到达耳垂 2/3 处。最后，将针返回到最初耳垂旁的切口处，并在钢丝尾部打结。这时需要助手从远端加压后轻柔地缝合松解此半侧颈部肌肤。另外半侧颈部用同样的术式进行，这样就完成了整个颈部的分离术（图 5-7）。

手术步骤

- 局麻手术区域并进针至皮下平面。

- 出针和再次进针处形成环形围绕分离术区，并于第一针进针处再次出针。

- 交叉钢丝可以起稳定作用并提供反作用力，同时可以轻柔地缝合皮下组织。

- 静脉滴注利多卡因和肾上腺素，然后加压 5min。

- 在每个进针处注射脂肪或者填充物（0.1 ~ 0.4ml），但是不要矫枉过正。

- 术后注意冰敷，减少面部表情活动，如果需要的话要进行包扎。

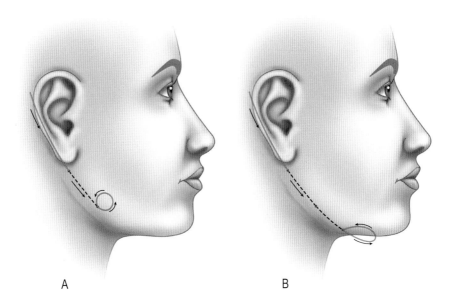

A　　　　　　　　　　　B

图 5-7　金属丝颈部剥离

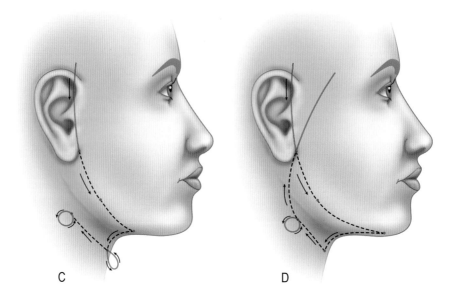

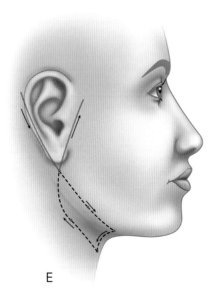

图 5-7 续　金属丝颈部剥离

疗效

病例 1

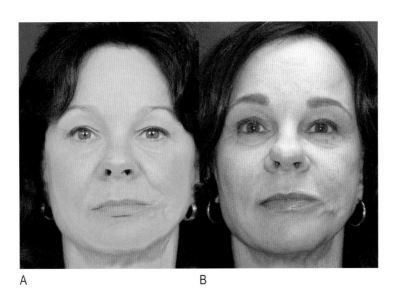

图 5-8 （A）60 岁女性，左侧颊横裂修复后凹陷性瘢痕，鼻唇沟加深，唇颊沟。（B）采用金属丝松解并在松解区域填充脂肪治疗 41 个月后

病例 2

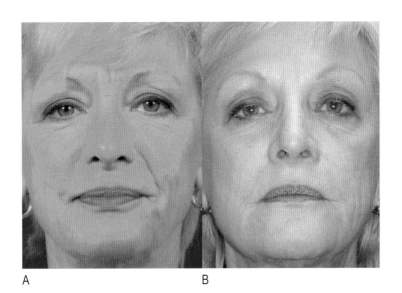

图 5-9 （A）64 岁女性，鼻唇沟加深，并有眉间纹和放射状唇纹。（B）金属丝松解 42 个月后，不伴脂肪或填充剂填充

病例 3

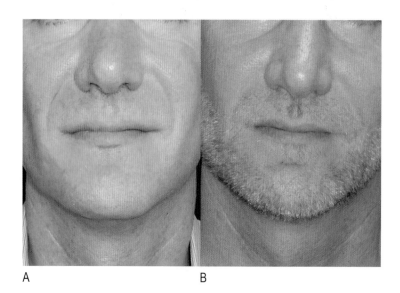

A   B

图 5-10 （A）48 岁男性，鼻唇沟较深，先前的注射填充治疗未能改善。（B）金属丝松解 26 个月后，不伴注射填充

病例 4

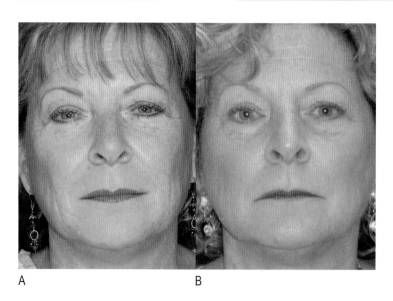

A   B

图 5-11 （A）61 岁女性，中度鼻唇沟凹陷及唇部放射状皱纹。（B）金属丝松解治疗 21 个月后，同时在唇部深面填充了脂肪，在放射状唇纹填充了透明质酸（Restylane）

病例 5

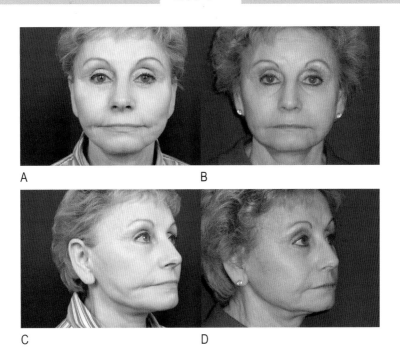

图 5-12 （A，C）67 岁女性，面部除皱术和侧面部吸脂术后，继发多处凹陷。（B，D）采用金属丝松解凹陷，并在松解区域填充脂肪，治疗 21 个月后

如何避免常见的副作用

　　埋线法皱纹松解术的并发症很少见，最常见的是术后肿胀问题。如果术后持续肿胀超过 6 周，可以采用超声和按摩等措施，或者直接局部注射 10% 曲安奈德。每一个进针处的填充物最多为 0.1～0.3ml，每 3～4 周可以重复一次，总共不可超过 3 次。如果有持续性泛发肿胀，可以口服糖皮质激素。

　　如果术后 2 周内出现血肿，应该将血肿引流干净。一般在血肿液化后 7 天可以完成血肿的清除。如果在术后更长时间才发现血肿，血肿已经软化并不适合抽吸，则可采用按摩、外源性超声和前文提到的保守激素注射方式。虽然脓肿的发生概率很低，但是在进针部位可能会出现，这时就需要切开引流并口服抗生素。

　　在早期治疗过的患者中，笔者发现对脂肪填充矫枉过正往往难以恢复，这取决于分离术后如何填充脂肪或其他填充物。我现在喜欢小量（0.1～0.4ml）填充物，因为这样既可以起到填充作用又可以防止术后紧密粘连。矫枉过正时可以用注射器抽吸以及注射糖皮质激素和按摩等方法。如果需要的话，可以采用一种短期的填充物来缓解过渡的坡度。

术后护理

　　告诉患者术后 48h 内需要冰敷。术后第 1 天只要是醒着即需要每小时冰敷 20min，然后第 2 天只需每 3h 冰敷一次。可以用纱布卷于术后 4h 包扎分离以减轻出现血肿的风险。所有患者手术后 2 天内不可以随便微笑或做其他表情。术后 4 天需要继续服用山金车。患者睡觉时需要抬高头部以减轻水肿。一般来讲，瘀斑和肿胀会持续 3～12 天。大多数患者手术数天后即可在化妆后恢复上班。

患者随访

　　患者手术 1 周后需要复诊以评价分离术成功与否以及一些短期的副作用，其中最常见的就是局部血肿。

1周时，血肿开始液化，比较容易引流。如果一旦形成脓肿，此时引流是必要的。术后4～8周再次随访患者，此时主要评估松解术的效果，看是否还有肿胀，以及是否需要再次填充。

总结

埋线法分离术是一项简单易行的技术，可以用于深皱纹的分离、瘢痕以及无切口矫正凹陷。这个术式可以单独使用，也可以与其他方式配合使用，比如填充物、激光及面部提升术等。另外，钢丝分离术亦可用于颈部、面部或身体其他难以开刀的平面。填充物或脂肪的植入需要在分离术区起到分开隔离的作用并防止术后再次粘连。在4级和5级皱纹的患者中，术后往往需要额外的填充物才能达到良好的效果。

（李远宏　罗瑶佳　译）

推荐阅读文献

Day D, Littler C, Swift R, Gottlieb S. The wrinkle severity rating scale. Am J Clin Dermatol 2004; 5(1): 49–52.

Graivier M. Wire subcision for complete release of depressions, subdermal attachments, and scars. Aesthetic Surg J 2006; 26:387–394.

Lemperle G, Holmes R, Cohen S. Lemperle S. A classification of facial wrinkles. Plast Reconstr Surg 2001; 108: 1735.

Saylan Z. Serial notching of the platysma bands. Aesthet Surg J 2001; 21:412–417.

Saylan Z. Serial notching of the platysma bands, update. Am J Cosm Surg 2003; 20:201–204.

Shiffman M, Mirrafati S. Scarless playsmaplasty for platysmal bands. Indian J Plast Surg 2004; 37(1): 60–63.

Sulamanidize M, Salti G, Maschetti M, Sulamanidize G. Wire scalpel for surgical correction of soft tissue contour defects by subcutaneous dissection. Dermatol Surg 2000; 26:146–150.

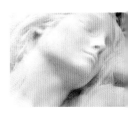

6

锯齿线在面部整形中的应用

Malcolm D. Paul 著

要 点

- 应用锯齿线悬吊未分离软组织时需要放置多条缝线，并且矫正的角度和维持的时间都是有限的。
- 恰当地分离软组织后双向可吸收锯齿线可以矫正面部三部分的皮肤老化。
- 将锯齿线从最低点穿出然后从一边到另一边矫正

可使眉毛的位置和外形得到矫正。
- 在骨膜下水平埋置双向可吸收锯齿线可使中面部下垂软组织得到可靠的重新固定。
- 通过放置双向可吸收锯齿线可轻易达到中线颈阔肌塑形和颈阔肌侧方提升的效果。

介绍

在皮下组织层埋置锯齿线是这项技术的早期应用。因为难以达到长期矫正的作用（缝线不能使未分离的软组织在被提升部位得到有效维持），促进了缝线材质和操作流程方面的发展以应用于面部各个水平的软组织。目前锯齿线的工艺已达到有可吸收与不可吸收双向缝线并可应用于上、中、下面部皮肤老化的水平。与所有的面部美容整形外科手术一样，理解皮肤老化的两个关键概念对于正确选择操作方法是必要的，

即要达到协调的面部年轻化需要注意选择合适的载体和充填物。为了达到长期矫正的效果，应在各个水平上分离组织并且在新位置上用双向锯齿线固定支撑，这样才可获得预期的长久效果。这种微创侵入性操作可使部分患者获得满意的长期效果，但是对于大部分患者来说，需要更具侵入性的外科操作来达到并保持理想的效果。

患者选择

尽管不论结合或不结合适度的侵入性操作都有

在皮下组织层单纯放置锯齿线的适应证，但矫正作用持续的时间是有差异的。单就皮下埋线来说，笔者的个人经验是它仅对年轻患者中面部和颈部轻度软组织下垂有效。拥有优质软组织和颧骨突出的年轻患者提升颧部脂肪垫可维持 6～12 个月或更长时间。而对于有明显中面部皮肤下垂和缺损的患者则需要更多的针对软组织的侵入性操作并将近端固定于不活动的解剖结构，并增加泪沟、颧骨和（或）颧下部位的体积。个人经验认为超声吸脂术结合有轻微破坏的钝头套管引导下埋置可吸收锯齿线于真皮来凸显下颌的界线能达到有效矫正颌下位置的效果。对大部分患者来说，单纯在额部皮下或帽状腱膜下埋置锯齿线而没有破坏软组织不能维持矫正、提升后眉毛的位置。当单应用皮下埋线时，也该应用肌肉松弛药（例如 Botox Cosmetic，Allergan，Inc，Irvine，CA）以维持提升后眉毛的位置。同时又面临一个问题：单用肉毒杆菌毒素就能达到提升眉毛数毫米的满意效果，为什么还要埋线呢？

适应证

双向锯齿线可用于矫正上、中、下面部皮肤老化所致的软组织下垂。

上面部操作适应证

应用锯齿线来重塑和支撑眉毛并充分松解软组织后大多数有眉毛下垂伴或不伴上睑下垂的患者（主要是女性）能达到长期提升眉毛的效果。通常难以纠正的非对称眉毛也可通过埋置锯齿线结合下面描述的术后调整眉毛位置得到改善。虽然锯齿线也适用于男性，但有限地破坏较重下垂的额部组织并不能达到明显的长期矫正的作用，除非只要求达到适度的提升（通常也是这样）。尽管这样沉重的组织可能重新回到下垂的位置，除非应用更具有侵入性的操作，例如：开放性冠状位额部提升术、侵入性内镜下软组织切除术，或直接在皱纹或眉毛上方切除额部皮肤。后者的适应证非常窄并且通过睑成形术即可达到轻度提升。

中面部操作适应证

35 岁及以上男性及女性为应用锯齿线提升中面部

的合适人群。尽管年轻患者应用皮下埋线及有限的皮下组织破坏后可能使中面部轻度提升，大多数患者需要采用更具有侵入性的操作，包括各个层面的软组织破坏伴或不伴同期的填充术（自体或异体填充物）。合并下列临床情况的患者是应用骨膜下操作来矫正中 1/3 面部的合适人选：

- 长脸。
- 颧骨隆突饱满或扁平。
- 中重度泪沟变形。
- 眶周凹陷。
- 脸颊结合处延长。
- 明显鼻唇沟变深。
- 颧骨和（或）颧下区域骨质或软组织缺失。

通常，合适的候选者不只存在一种以上的情形。对年轻人来说，眼眶的长轴是水平的。随着年龄的增长，中轴线旋转达 90° 到垂直方向。对于中面部提升的候选者来说一个必要条件是眼睑与脸颊连接处下垂。尽管这种移动可能只是一种假象并且实际上只是软组织体积的丢失（Lambros 理论）。像前面提到的一样，矫正需要合适的载体和填充物为基本的策略。

不适合应用锯齿线进行骨膜下中面部提升的患者包括：

- 皮肤较薄和皮下组织较少的患者（可能触摸到或看到锯齿，但会随着时间的推移而改善）。
- 有严重光损伤的患者（这些组织不能很好地固定缝线而可能导致复发）。
- 肥胖患者，下垂软组织较重（缝线不能承担被矫正的组织的重量）。
- 颧弓较宽，颧骨凹陷明显，软组织下降较少的患者（这些患者骨膜下中面部提升术后由于颧大小肌起点的改变使颧弓更宽）。
- 曾经接受中面部提升并且有深面部软组织瘢痕的患者（组织分离困难并且预后较难预料）。
- 期望值过高的患者（即使有比较好的结果，这些患者可能也不满意）。

通过侧方入路矫正中面部 1/3 皮肤老化需行高位 SMAS 分离、切除或结合操作，并在深层切割以达到提升中面部和侧颞部的作用。在这些操作 [（小切口颅部悬吊面部提升术（minimal access cranial suspension，MACS）、SMAS 和颧部脂肪垫切除术、侧方 SMAS 切除术、高位 SMAS 分离术或复合成形术）] 中结合锯齿线的应用仅需要非常短的手术时间，避免对提升组织产生"护士扎针"作用，同时需要较少缝线即可达到矫正作用。

下面部操作适应证

通过侧方途径矫正面部中 1/3 时必然会在一定程度上改善面部下 1/3 出现的改变。然而，无论是选择 SMAS 折叠术、侧方 SMAS 切除术、复合整容术或者其他操作方法，Quill SRS 锯齿线均可加速愈合并且避免斜行或线形切口出现线结。双向锯齿线一个非常好的适应证是颌下区域整形，包括"颈部除皱"和（或）侧方整形。尚未出现颈阔肌带的患者可以通过颏下吸脂术和经颏下途径超声辅助吸脂术后皮下埋线得到改善。出现短的颈阔肌带的患者需要用 Quill 双向缝线并且行开放的颈部切开分离，以及从侧方切除颈阔肌直到乳突筋膜（也可能需要吸脂术）。有长颈阔肌带（可能从下颌骨到锁骨）的患者最好采用闭合吸脂术后用 Quill 双向缝线进行颈部中线颈阔肌整形，同时在甲状软骨或其下水平切断以达到最佳的塑形效果。

手术技巧

术前准备

所有的面部整形美容外科操作要获得最佳效果都有赖于细致的临床分析和选择最合适的操作。应用电脑分析图像虽然不能保证会获得与电脑显示一样的效果，但对于向患者展示他原先存在的不对称之处和理解患者期望应用外科手段达到的效果来说是非常有价值的。决定增加软组织或骨组织时使用异体还是自体材料是与患者沟通中非常重要的一点。告知患者其中面部体积缺失或下颌骨太短可以让患者意识到需要增加体积才能达到和谐的年轻外形。分析患者年轻时的照片（如果可能的话，同时要正面和侧面像）可以使我们知道患者是想期望回到年轻时的状态还是想要一个不同的模样 [通常患者存在颧骨凸出不明显，颧骨下方不够丰满，和（或）下颏不够凸出]。将患者重要的照片数字化，将它们存在患者的数字文件中，并且把它们和现在的照片一起打印出来带到手术室，在手术过程中可经常参考它们。

在外科手术前通常会与患者交流两次。第一次是最初咨询，第二次是术前咨询，需要我们回答所有患者关心的问题。告知患者停止服用任何可能会影响凝血功能的药物、任何形式的草药和减肥药物。提醒吸烟者吸烟有造成伤口愈合减慢、瘢痕形成、出现肺部问题等的风险。当然，如果患者提到其已经在术前至少 2 ～ 3 周即已经停止吸烟，则可施行更保守的皮下切除操作，依靠充分的浅表肌肉筋膜下分离来获得面部皮肤的改善。结合患者的年龄、用药史、操作时间的长短选择合适的实验室检查项目和休假时间。患者在术前和术晨沐浴及洗头时应使用含碘的香皂。术前在术区做好标记，提供给患者镜子，这样他们就能看到并同意预计的切口部位、矫正的方向以及进行填充或面部移植的部位（图 6-1）。这些讨论内容应该是口头手术报告的一部分。对于内镜下提眉术的标记来说，前发际线后的垂直切口应达到预计眉毛的最高点。在发际线后，将格尺放在眉翼与眉尾来确定预计的切口部位。在前发线后 1cm 设计一条 3 ～ 4cm 的斜切口，并使其暂时在最高点侧方。若想修正眉中部凹陷即可通过贯穿眼睑切口完成，也可在前发线后 1.5cm 处通过一垂直切口采用内镜完成。若行中面部提升术，可通过在鼻唇沟旁的颊部到临时切口的中间画平行线做标记来预计 2 ～ 3 根埋线的位置。若行面颈提升术，切口与平常一样（贯穿鬓角、耳屏、耳后到头皮）。现在很少应用短瘢痕切口。应用合适的切口和缝合方法并注意重新对合发线，瘢痕一般不是问题，并且这种方式的视觉效果更好，还可避免耳后出现皱褶。如果出现颈阔肌带则将其作为整体标记，用颏下 2mm 切口进行闭合吸脂术或 3 ～ 5cm 切口进行开放式脂肪切除术和颈阔肌整形。

预期切除的颈阔肌的水平是分离线的最低位标志。这条线与耳后切口连接。颊部分离的最前面的线都要标记。软组织区域及骨性凸起也可作为标记。对男性患者及高血压或临界高血压女性患者术前给予可乐定 0.2mg 口服，术前连续应用 5 ～ 6 天，以控制血压。可乐定能减少麻醉药的用量。恶心和呕吐的患者术前数小时给予 40mg 止敏吐（Merk Pharm.，Inc）。止敏吐能控制大多数患者术后 72h 内出现的恶心和呕吐，这对于患者术后安定及减少血肿形成风险来说是非常重要的。

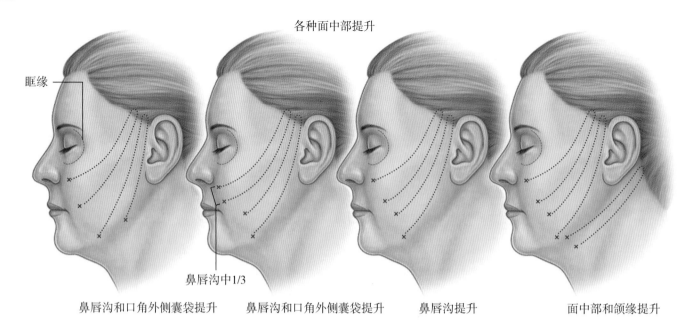

各种面中部提升

眶缘

鼻唇沟中1/3

| 鼻唇沟和口角外侧囊袋提升 | 鼻唇沟和口角外侧囊袋提升 | 鼻唇沟提升 | 面中部和颌缘提升 |

图 6-1 中面部提升术的标志

手术操作

进行上、中、下面部老化矫正术时需要采取以下步骤：

所有患者均需经气管内插管麻醉加局部强化浸润麻醉。用 1% 利多卡因加 1:100 000 肾上腺素（Astra Pharm）沿预定切口及临时前最高点在眉间和眼周做局部浸润麻醉。限定应用 1% 利多卡因和 1:100 000 肾上腺素的最大剂量为 20ml，并且只在操作该区域前注射，以避免吸收大量药物后引起利多卡因中毒反应、高血压和心律失常等。准备患者好并铺单后，将含有 500ml 乳酸林格液、30ml 1% 利多卡因、1ml 肾上腺素、10mg 曲安奈德的液体用吸脂泵加压输入。这也是为了避免局部麻醉药及肾上腺素注入引起的不良事件。这种溶液含有 0.06% 利多卡因和 1:5000 00 肾上腺素，同时含有小量糖皮质激素，具有抗炎作用。

需要一个标准面部提升术器械盘，同时还需要增加以下器械：

- 骨膜提升器（短且在内镜下应用）。
- 短和长臂牵开器。
- 牵引器，有或无光纤照明（用于临时切口）。
- 如果计划超过一个提眉术的话还需要内镜设备（摄像机，30°角内镜，内镜下剪切及钳夹器，长绝热烧灼器，吸引及冲洗器）。

- 当眉毛下垂需要更居中的切口来穿过锯齿线时，用 Xomed 骨桥（Meditronic Xomed Corp，Jackson-Ville，FL）钻取皮质隧道。
- 采用 Quill SRS 单向或双向可吸收锯齿线，0 和 2-0 聚丙二醇（Polydioxanone，PDO）。

用含水润滑剂（Merocel®）和一次性眼罩保护眼睛。用 Xeroform®（Invacare Inc）纱布包裹脱脂棉放入外耳道。如果预计经口内切口进行骨膜下中面部提升术，用聚维酮碘溶液清洗上牙槽并将浸过聚维酮碘溶液的 4cm×4cm 大纱布放在牙槽上以防止细菌通过切口污染。全面部用聚维酮碘纱布做术前准备。将气管内插管放置在用聚维酮碘消毒的区域，并且用钉固定住的消毒毛巾包裹。注射局麻药前给患者静脉应用 1g 头孢菌素（若对青霉素不过敏）并静脉推注 10mg 地塞米松。每隔 8h 给过夜患者 4mg 地塞米松，共 2～3 次，并且口服甲泼尼龙和头孢菌素 6 天。基于以下两个原因，通常从颈部开始上行操作：

- 从较高和斜的方向观察软组织块。通过侵入性 SMAS 下组织分离来达到显著提升中面部的效果，而不是采用预计的骨膜下中面部提升术。
- 最容易出现血肿的部位是耳后和（或）颈部。先提升颈部，术者就有机会在完成其他操作后检查颈部（比如通过额下耳后切口不但可以进行颈部提升，同时不做面部提升术）。

颈部提升术

局限入路的颈部提升术

- 应用 2.4mm 平头单孔套管进行闭合吸脂术（如果存在过多颌下、下颌或下颌下脂肪的话）。
- 若预计进行开放性颈阔肌成形术，在颌下皱褶后 3 ~ 5mm 做一 3 ~ 4cm 切口并分离至术前皮肤标记处。
- 检查颈阔肌及与之重叠的脂肪和颈阔肌内及颈阔肌下脂肪，这当然对每个患者来说是不一样的。对预计切除的过多的脂肪需要留 3 ~ 5mm 脂肪以免皮肤外形和（或）真皮与肌肉连接处不规则。
- 对中线颈阔肌整形时在游离肌肉两端后先将 Quill SRS 双头缝线的一端插入颈阔肌的一侧，目的就是避免吻合口形成棱角。
- 将缝线从一端一直穿到另一端直到预计的皱褶底部（术前在颈中部皮肤做好标记），在前两个通道下再折回，然后逐渐拉紧缝线，就可使钩针嵌入软组织。这样能更好地缩短肌肉并使肌肉与预计的轮廓相符以改善颈额角度（图 6-2）。这些操作不需要打结，可以避免以下问题：
  - 可触及的结节
  - 对结节的挤压

- 在组织片下难以打结缝线
- 沿颈阔肌向后做切口可以避免在肌肉皱褶处残留肌肉带。
- 行侵入性中线颈阔肌整形后，在颈中部会有皮肤堆积。这需要充分的皮肤松解和重新覆盖以平整接合。
- 在两侧颈部从耳部到中线处放置 7mm 的引流管。

对部分需要矫正斜颈的患者来说这已足够，但更多的是需要开放性的颈部侧方及浅表筋膜肌肉系统颈阔肌皱褶切开来获得最佳效果。若仅计划行颈阔肌侧方翻转或折叠术，需小心沿着下颌骨界线从乳突到颈前方放置 2-0 Quill SRS 双向缝线并成 J 形结（从两条缝线向后）。线的另一半在前一半线大约 1cm 后并与之平行处穿过。在前方相同的位置末端打一 J 形结（图 6-3）。这些线有两个作用：

- 帮助确定下颌骨界线。下颌骨界线是下颌骨的前端终点和颌下区域起点的可视标志。
- 支撑悬吊颌下腺。

有的患者仅需颈部吸脂术，需要或不需要同时行下颏硅胶填充。对于这些患者，超声辅助吸脂术埋置 Quill 线加上或不加下颏填充就能产生良好的外形而不需要开放式缝线操作（图 6-4）。是否需要放置引流取决于操作的大小。所有接受开放性颈部分离的患者需要放置 7mm 软硅胶管引流 2 天，如果持续有引流物的话则需放置更长时间。对颈部穿戴一些加压式衣物 5

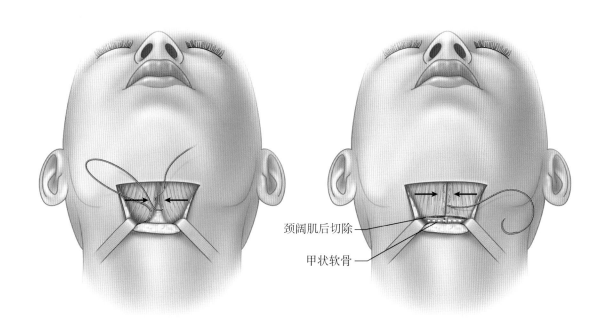

颈阔肌后切除
甲状软骨

图 6-2　将锯齿线用于颈阔肌中线整形

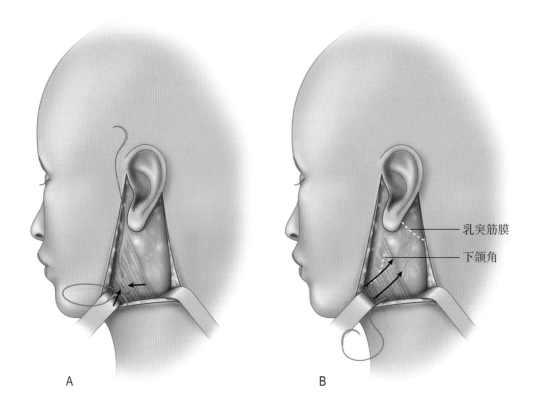

乳突筋膜
下颌角

A B

图 6-3 将锯齿线用于颈阔肌侧方整形

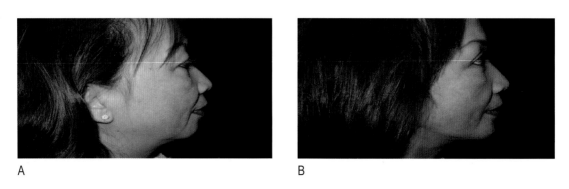

A B

图 6-4 小范围剥离（复合治疗方法）锯齿线缝合颈部提升，颌缘吸脂，以及假体隆颏。（A）术前照片。（B）术后照片

天（48h 后可在洗澡时摘下），并且如果耐受的话可以在晚上多戴几天。

操作步骤总结

- 闭合性或开放性吸脂术。
- 中线颈阔肌成形术在两个层面上应用 Quill SRS 双

向可吸收锯齿线，同时肌肉边缘呈叠瓦状排列以避免产生"接缝"。

- 若不进行中线颈阔肌成形术，可行侧方颈阔肌折叠术并 Quill 缝线悬吊颌下腺。
- 若行开放式操作需放置引流管。
- 放置加压支撑物或绷带 5 天。

中面部提升术

可以认为在过去的 12 ～ 15 年中没有哪一个区域能比中面部的皮肤老化更受到关注。本章不会描述所有可采取的外科方法，主要描述侧方及垂直操作方式。一些年轻患者的皮肤质量较好，颊部软组织下垂较轻并且颧骨比较突出，仅通过套管下皮肤侵入性操作和放置两三根可吸收 Quill PDO 缝线即能有较明显的效果（图 6-5）。如果选择侧方入路进行一些对浅表肌肉筋膜系统进行的操作（折叠、荷包缝合、切除、分离等），应用锯齿线可使压力平均分配，避免荷包缝合时形成突出物及可触及或膨出的结节。若行 MACS 提升术或侧方 SMAS 切除术，手术较易操作并且在较短的时间内即可起效（图 6-6）。在很多患者身上都发现，当从颈部向上进行操作时若在高位行浅表肌肉筋膜系统分离可使颧部补充充分的软组织和体积，可以不用另行的骨膜下中面部提升术（可能也会在特定的未行

面部提升术的患者中将中面部提升作为下脸成形术的一部分，这里不再论述）。

骨膜下中面部提升术的操作要点

- 在颞部发际线后 1cm 处做一 1cm 切口至颞深筋膜。
- 在带光牵开器直视下或带头灯的有臂牵开器下一直分离至颞深筋膜浅面和深面两层。
- 若行侧方提眉术，沿眶缘切开眶韧带和骨外膜直至中部眶上神经血管束（笔者倾向于在眶缘水平看到分离的 1cm 骨外膜）。
- 一直分离到眶缘侧方，释放颧弓中部 1cm 上的骨外膜作为中面部提升术的入路。
- 盲视下在骨膜下分离颧部区域，在操作允许的情况下尽量向前分离。
- 在眶下孔侧方停止。
- 在上颊龈沟尖牙上方斜行切开 1cm 直至骨组织。

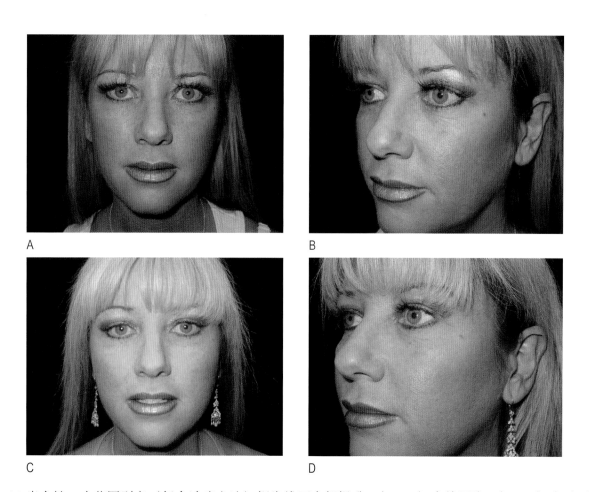

A

B

C

D

图 6-5 34 岁女性。小范围剥离（复合治疗方法）锯齿线面中部提升。（A，B）术前照片。（C，D）术后照片

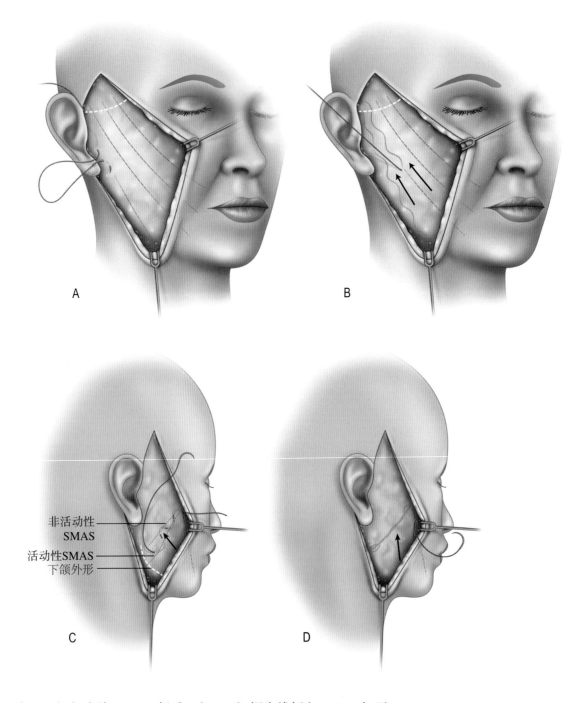

图 6-6　（A，B）锯齿线 MACA 提升。（C，D）锯齿线侧方 SMAS 切开

- 利用各种型号的骨膜提升器迅速提升眶下神经侧方的颊片，向侧方松解最前端的咬肌肌腱并与颞缘切口相通，这样就可以完全移动切片。这是在盲视下进行的，与以前描述的方法不同。由于不再经口放置缝线，这种盲视下放置锯齿线的操作避免了经口做较大的颊片切口。
- 将 2-0 Quill PDO 双向锯齿线穿过颞深筋膜向相反的方向前行直至锯齿嵌入筋膜时停止，以避免缝线进一步前行。
- 将缝线连在长 Keith 针上，经眶缘侧方开口穿过颞深筋膜，然后嵌入骨外膜、面部表情肌、SMAS、眼轮匝肌下脂肪垫、颧骨脂肪垫，再经过鼻翼皱褶侧方前从皮肤穿出（若缝线在鼻翼皱褶处穿出皮肤，则牵拉缝线时会使皱褶变深）。
- 必须从缝线近端加压以确定翼片能自由活动，达到垂直方向的矫正作用。若翼片仅轻微活动或不活动，则有以下可能原因：
  - 锯齿在沿眶缘穿过前嵌入颞深筋膜而无法移动。
  - 因翼片分离不彻底而阻碍了组织上移。

  对于上述任何一种情况，一旦确定并实施解决方法后都应将缝线重新穿入。
- 用稀释的聚维酮碘溶液冲洗两侧囊袋。
- 如果用两根未接合的缝线，近端穿过颞深筋膜，然后打结，再用 3-0 微乔缝线加固（Ethicon, Inc., Sommerville, NJ）。
- 下一章将讲述眉毛侧方的操作。
- 用皮肤钉关闭头皮切口，用 4.0 铬肠线或快速可吸收微乔缝线缝合口腔内切口。
- 锯齿线悬吊分离的中面部组织最令人满意的作用是能够使组织塑形。通过穿过颊部的各个层次，由于类似于"串肉串"的作用，所以能达到聚集颊部组织体积的效果。软组织彼此叠在一起，确切的位置可以在锯齿线的上面按顺序确定。另外，在远端留 1cm 在皮肤外面，并涂抗生素药膏和防粘连涂层（Telfa pad, Smith & Nephew），在一手往回拉的同时另一手在锯齿上向远端送到中面部组织。原先存在的不对称部位可能通过这种操作矫正。如果在手术室里确信已经达到需要的矫正作用，则将皮肤复位并将缝线在与皮肤平齐处剪断。凹陷是由于远端锯齿造成的，挤压凹陷周围的皮肤以松解锯齿周围就可以使凹陷消失（图 6-7）。

- 用 0.25% 布比卡因和肾上腺素行双侧眶下神经阻滞以消除早期术后不适。
- 从颞部到颏部在皮肤上放置敷料及弹性创可贴（3M, Inc., St Paul, MN）5 天。术后 24h 进流食，接下来几日进柔软食物。若有口腔内切口，餐后需用抗生素漱口以减少口腔内切口感染的机会。

操作步骤总结

- 颞部及口腔内切口。
- 从颞深筋膜分离直至眶缘。
- 在骨膜下水平从颧骨分离到口腔内切口位置。
- 在近端将 Quill 缝线固定于颞深筋膜。
- 将两根 Quill 缝线从颞部切口穿过直到从鼻翼侧方的皱褶穿出。
- 将软组织从侧上方向堆积于锯齿部位以达到中面部塑形的作用。
- 选择颊部术后的最佳位置。

额部提升术

锯齿线尤其适用于额部整形。典型的如通过局限的颞部切口或其他部位切口进行眉毛提升术需要固定近端来达到维持远端软组织提升的目的。通常要想达到提升眉毛 1mm 的效果需要在切口部位矫正组织达 5mm。因此，从逻辑上来说眉毛塑形和维持眉毛提升位置对于锯齿线来说是不一样的。需要进行以下操作：

- 侧方眉毛提升术可用类似于骨膜下中面部提升术的 3cm 切口。
- 沿颞深筋膜在眶缘水平分离，大约在缘上 1cm 可显露眶韧带。
- 在颞顶前方分离可作为骨膜下水平到达眉毛侧方的入路。
- 谨慎烧灼分离眶韧带，注意不要灼伤前侧，在此颞顶筋膜上有神经束。
- 松解眶缘侧方骨膜并向中间尽可能地深入。
- 将示指伸入颞缘切口并向里探查，以确定眶缘水平无纤维组织残留并且骨外膜已经分离至少 1cm（约是示指指端的宽度）。
- 在预定的埋线部位用微细烧灼头碰触颞深筋膜，打开颞深筋膜形成窗口，该处会通过颞肌与颞顶筋膜

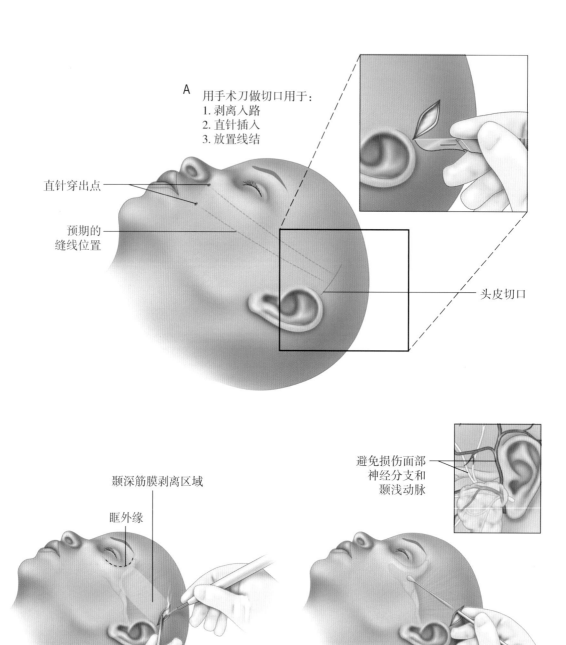

A　用手术刀做切口用于:
1. 剥离入路
2. 直针插入
3. 放置线结

直针穿出点

预期的
缝线位置

头皮切口

颞深筋膜剥离区域

眶外缘

避免损伤面部
神经分支和
颞浅动脉

B　用微电刀和骨膜剥离
子将颞浅筋膜与颞深
筋膜分开

C　在颞弓浅面进行骨膜下分离,
以进一步提升面中部组织

图 6-7　(A) 颞部切口并标记锯齿线的缝置位置。(B, C) 面中部提升术剥离平面

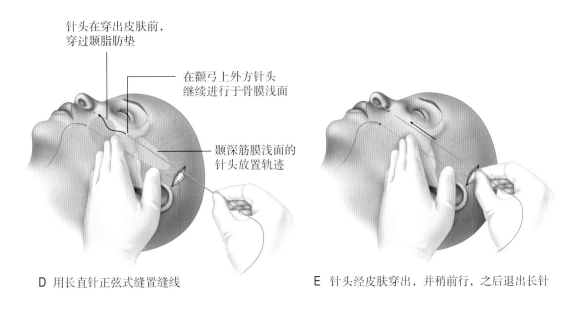

针头在穿出皮肤前，穿过颞脂肪垫

在颧弓上外方针头继续进行于骨膜浅面

颞深筋膜浅面的针头放置轨迹

D　用长直针正弦式缝置缝线

E　针头经皮肤穿出，并稍前行，之后退出长针

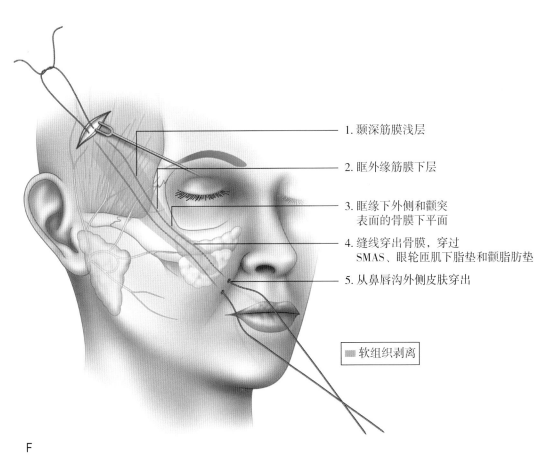

1. 颞深筋膜浅层

2. 眶外缘筋膜下层

3. 眶缘下外侧和颧突表面的骨膜下平面

4. 缝线穿出骨膜，穿过SMAS、眼轮匝肌下脂垫和颞脂肪垫

5. 从鼻唇沟外侧皮肤穿出

软组织剥离

F

图 6-7 续　（D，E）缝置锯齿线。（F）锯齿线轨迹

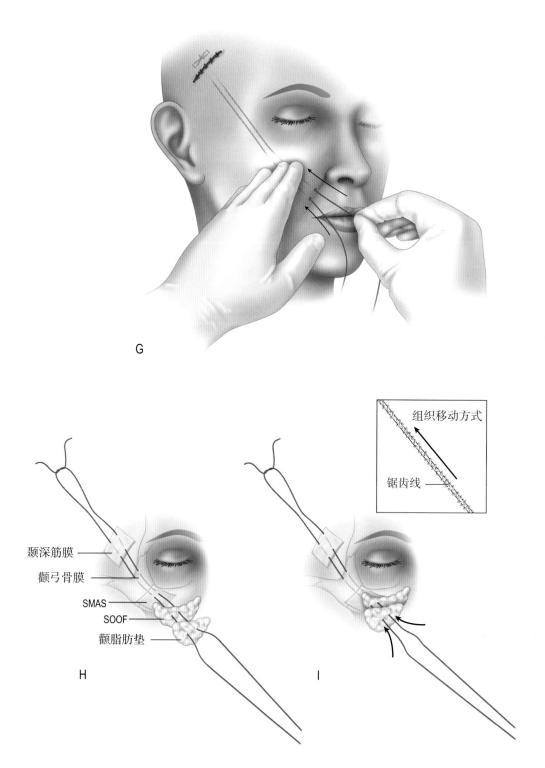

G

组织移动方式

锯齿线

颞深筋膜

颧弓骨膜

SMAS

SOOF

颊脂肪垫

H

I

图 6-7 续　（G）缝线穿过软组织的模型。（H，I）软组织容积堆叠

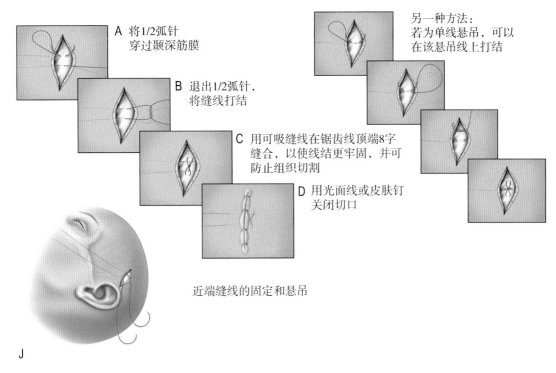

A 将 1/2 弧针穿过颞深筋膜

B 退出 1/2 弧针，将缝线打结

C 用可吸缝线在锯齿线顶端 8 字缝合，以使线结更牢固，并可防止组织切割

D 用光面线或皮肤钉关闭切口

另一种方法：
若为单线悬吊，可以在该悬吊线上打结

近端缝线的固定和悬吊

J

图 6-7 续 （J）放置两根悬吊线时，将近端缝线固定在软组织上

之间的粘连而愈合，这有助于稳定提升的组织。

- 将 Quill SRS 2-0 缝线的近端锚定于颞深筋膜，在远端筋膜或骨组织上穿过。

- 从眉毛侧方眶上 1cm 进入，在前半缝线的内侧 1cm 处将缝线的另一半穿过，在眶上 2cm 处进入组织片。

- 从远端收紧缝线，使锯齿嵌入眉毛以达到塑形效果。

- 决定将缝线远端留在外面（像中面部讨论部分一样）还是在与皮肤平齐处剪断。

- 如果整个眉毛都做了提升手术，则在皮瓣下方沿眶上缘放置细管径硅胶引流管并从颞部切口引出，术后 3 天拔除引流管。

- 为了防止两侧眉毛不对称，可剪掉上端的缝线，然后留下下端的缝线，这样在术后 3 天可以通过下端进一步调整（图 6-8）。

- 用 0.25% 布比卡因和肾上腺素进行眶上神经和滑车上神经阻滞麻醉后用 4cm×4cm 湿纱布湿敷额头。

- 覆盖 Coban™ 敷料，24h 后更换。

操作步骤总结

- 在颞顶侧方做一个 3~4cm 颞部切口。

- 从颞深筋膜上分离到眶缘。

- 分离眶韧带和骨外膜。

- 固定 Quill SRS 缝线近端。

- 将缝线从颞部切口穿过，从眉毛穿出。

- 通过锯齿按顺序嵌入眉毛重塑眉形。

- 术后调整眉毛的位置。

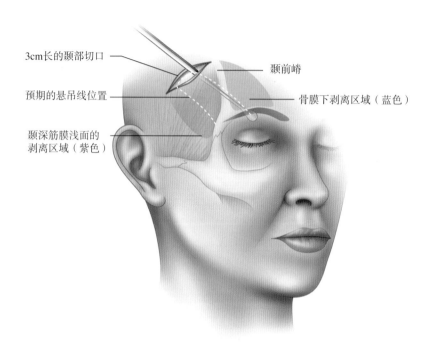

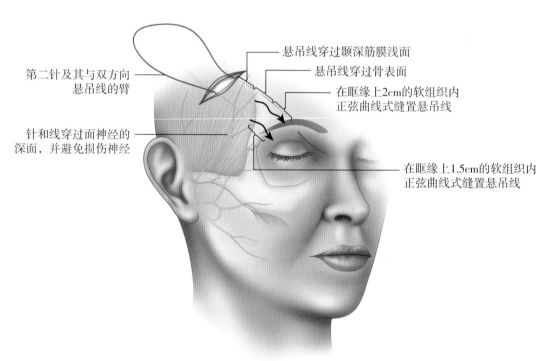

图 6-8 开放切口锯齿线提眉术

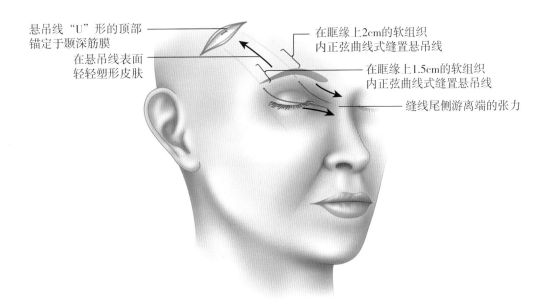

图 6-8 续

疗效

病例 1

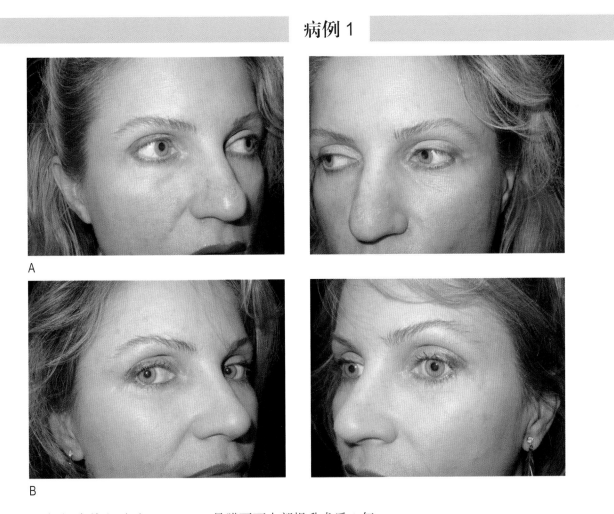

图 6-9 （A）术前和（B）Quill SKS 骨膜下面中部提升术后 1 年

病例 2

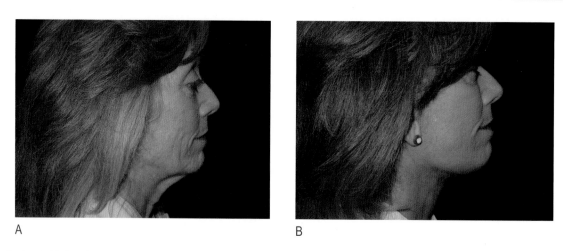

A B

图 6-10 （A）术前和（B）Quill SKS 颈阔肌中线成形和外侧支撑术后

病例 3

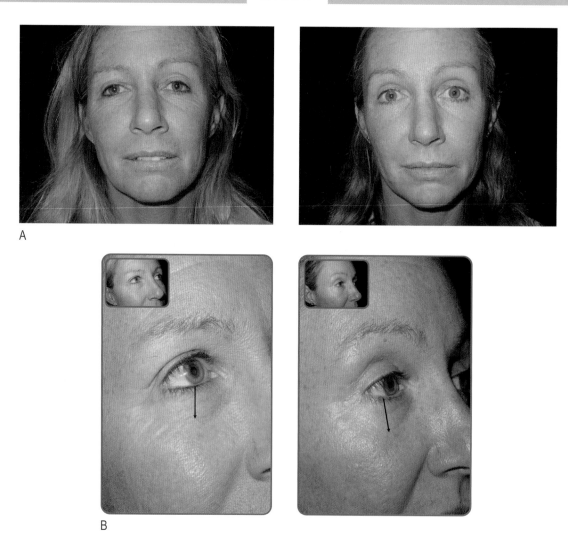

A

B

图 6-11 （A）术前和（B）永久性锯齿线矫正眉不对称和骨膜下面中部提升术后 2 年

缺陷及其矫正

- 缝线断开：若是发生在术后 12 周内则需通过放置额外的缝线矫正。
- 锯齿线被排出：切除所有暴露的锯齿，剩余的保留不变。
- 不对称：若出现于水肿消失之后则在不足之侧添加缝线。
- 皮肤凹陷：挤压凹陷处皮肤，若无改善，则用 16 号或 18 号针松解导致凹陷的锯齿。
- 缝线感染：局部伤口护理，也可去掉缝线（若使用可吸收缝线则不太可能出现缝线感染）。
- 持续性远端皮肤皱缩：若 10 ~ 14 天内仍未自行恢复，需取出并重新放置缝线。

总结

锯齿线的发展使我们能够对下垂的软组织进行支持与塑形。Quill SRS 可吸收聚合体（聚丙二醇）的应用解决了在面部放置持久缝线造成的问题。其他提升软组织的方法不可能在术后调整眉毛和中面部位置。应用这项技术可通过最小的创伤和更具侵入性的外科操作达到和谐的面部皮肤年轻化的效果。

（李远宏　徐学刚　译）

推荐阅读文献

DeLorenzi CL. Barbed sutures: rationale and technique. Aesth Surg J 2006;26:223.

Isse NG, Fodor PB. Elevating the midface with barbed polypropylene sutures. Aesth Surg J 2005;25:301.

Keller GS, Namazie A, Blackwell K et al. Elevation of the malar fat pad with a percutaneous technique. Arch Facial Plast Surg 2002;4:20.

Lycka B, Bazan C, Poletti E, Treen B. The emerging technique of antiptosis subdermal suspension thread. Dermatol Surg 2004;30:41.

Paul MD. Barbed sutures for aesthetic facial plastic surgery: indications and technique. Clin Plast Surg 2008; 35:451.

Ruff G. Technique and uses for absorbable barbed sutures. Aesth Surg J 2006;26:620.

Sasaki GH, Cohen AT. Meloplication of malar fat pads by percutaneous cable-suture technique for midface rejuvenation: outcome study (392 cases, 6 years' experience). Plast Reconstr Surg 2002;110:635.

Saylan Z. Purse string-formed plication of the SMAS with fixation to the zygomatic bone. Plast Reconstr Surg 2002;110:667.

Sulamanidze MA, Paikidze TG, Sulaminidze GM, Neigel JM. Facial lifting with 'APTOS' threads: Featherlift Orolaryngol Clin North Am 2005;38:1109.

Tonnard P, Verpaele A, Monstrey S et al. Minimal access cranial suspension lift: a modified S-lift. Plast Reconstr Surg 2002;109:2074.

Vasquez GD. Facial percutaneous suspension. Plast Reconstr Surg 2005;116:656.

Wu WTL. Barbed sutures in facial rejuvenation. Aesth Surg J 2004;24:582.

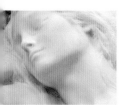

7

结构性脂肪移植治疗面部年轻化

Alesia P. Saboeiro，Sydney R. Coleman 著

要 点

- 脂肪移植提供了一种低侵入性、通过填补丢失的容积实现结构性面部年轻化的手段。同时，与开放性手术相关的治疗风险也显著下降。
- 如今老化的概念正在发生改变，人们越来越认识到面部容积的缺失和增加带来的变化。如果移植后的脂肪能长期存活，它就可以成为普遍意义上组织的来源。
- 结构性脂肪移植后存在急剧的吸收曲线，尤其在面积较小的部位，例如眼睑。适当的脂肪处

理方法及移植技巧对长期效果的维持是非常必要的。
- 脂肪移植的移植技巧会因颜面各部位解剖结构的不同而稍有差异。这项技术可广泛地运用于早期及进展期的老化征象。
- 脂肪移植易与其他面部治疗方法结合运用。选择患者很重要，应在遵循年轻化的原则上进行个体化治疗。

简介

数十年来，美容医生通过切除或者悬吊皮肤及皮下组织来进行面部年轻化的治疗。在某些情况下，这不失为最佳选择。但类似或者更好的效果常常可以通过填补因老化而缺失的面部组织容积来实现。自体脂

肪移植能以一种自然、持久、非侵入、微创、安全的方式填补老化颜面缺失的组织。随着暂时、半永久及永久性填充剂的问世，随着增加面部组织容积可实现年轻化的概念的深入，手术医生的操作变得越来越轻松。然而，与那些暂时性的填充剂不同，脂肪移植后会出现急剧的吸收曲线，尤其在颜面面积不太大的部位，例如眼睑。为了获得稳定、持久、可预见的效果，

操作步骤必须保证被移植脂肪细胞具有活性并在受术区存活。应在尽可能避免损伤的情况下获取脂肪以保证脂肪细胞的存活能力，加工过程应以能保证细胞完整性、存活率以及与组织结合后的稳定性、持久性为原则。此外，选择适合的患者是保证手术成功及实现最理想效果的前提。

患者选择

没有明显老化征象的年轻患者可以通过脂肪移植方式来改善面部整体轮廓及面部比例，但面部年轻化脂肪移植术的理想候选人是皮肤松弛度和皱纹都为轻到中度的患者。对皮肤大面积松弛者而言，所需填充和（或）用以支撑组织的脂肪量会需要很多，最后的结果是导致面孔过大以及不自然。同样，当皱纹很严重时，填充后也许能得到部分改善，但不能完全填平或去除。然而对于轻至中度松弛的皮肤，当其下缺失的组织重新得到补充时，松弛的皮肤就能够通过放射状铺展的方式变得平整。这不仅是视觉上的改善，也往往在实际中达到了提升和紧致肌肤的效果。通过对深皱褶或纹路的实际充填，轻至中度的皱纹能直接得到改善。肌肤紧致的效果产生于填充缺失的组织容积后，并且似乎在干细胞的作用下，经过一段时间，皮肤的纹理、色斑甚至皮肤的整体质地都能得到改善。

适应证

结构性脂肪移植运用广泛，主要包括以下方面：

面部年轻化

脂肪移植可纠正包括太阳穴、上下睑、眉间、颊部、鼻唇沟、嘴唇、下颏、下颌线等部位缺失的充盈度。与年轻面貌相关的圆润、柔和的轮廓可以通过有选择性地将脂肪添加到颜面缺失组织的位置而成功再现。面部最常见的老化性容积缺失的部位如下：

- 太阳穴：该区因容积缺失而下陷后，使面貌显老。因为这样会导致上面部更多的骨性外观显露，同时走行于该区的静脉也更容易被看到。
- 上睑：随着上睑皮下组织凹入眼眶，以及眉区皮下组织塌陷，会导致眼眶凹陷或者显得皮肤过多。偶尔，这两种情况会同时出现，这时不但需要局部进

行填充，同时还需要去除多余的赘皮。
- 下睑：随着位于下睑与颊部连接处的泪沟的逐渐加深、延长，颊部组织出现下移、眶下缘逐渐显露，呈现疲惫及愁苦的面容。
- 眉间：随着皮肤皱纹的加深以及鼻根部压抑感的加重，使得鼻子看上去更长、更大。随着皱纹的加深和明显及眉间皮下组织的缺失，会使表情看上去像在生气或者不开心。
- 颊部：随着外侧颊部充盈度的降低、颊中部的凹陷以及内侧颊部的变平或回缩，鼻唇沟逐渐加深。经过对内外侧颊部充填后，面孔常常会显得更加迷人，而颊中部凹陷则会显得衰老和不健康。
- 鼻唇沟：鼻唇沟的形成部分是由于该区容积本身的缺失，另一部分则是因为颊部容积的缺失——能导致颊部下降的那部分组织的缺失。深陷的鼻唇沟常给人以愤怒或悲伤的表情。
- 嘴唇：嘴唇不含脂肪，但当上下唇组织容积逐渐缺失时，唇形就会发生变化。薄嘴唇常给人以很刻薄、不高兴、衰老的感觉，而嘴唇丰满则显得年轻。
- 下颏：随着年龄增长，下颏会逐渐平坦，失去线条感和轮廓感。在颏前区稍加一点脂肪含量就能改善下颏轮廓，同时常常可以连带改善颏下区的外观。
- 下颌线：随着下颌两侧容积的缺失，首先是下颚突出，然后下颌边界渐模糊，下颌线条也不再像年轻时那么流畅，变得起伏不平。填补下颌线前段（下颚前区）的容积，可以在不用去除术或悬吊术的情况下让下颌部得到一定的修饰。下颌线后段应具备线条感，并与颈部之间界限分明，这也可以通过填补下颌线后段容积来实现。

改变面部比例

脂肪能够结构性地扩充面颊、下颏、下颌线等部位，创造出更和谐、更具美感的面部比例。年轻患者没有衰老的外貌，但是会有面部比例欠缺或不协调的情况。通过填充脂肪来增加容积的方式可以使上述问题得到改善。例如，对面部平坦、中面部发育不良的患者，不用异体填充材料，借助脂肪移植就能得到饱满、高颧骨的外观。此外，它还可以延长、扩宽面部短小者或者让下颌线不清晰的人凸显出下颌线清晰的轮廓。下颏也能被扩大，效果与使用异体填充材料类似。

组织重建

脂肪移植可以用在半侧颜面发育不全或萎缩、颅面发育异常（如颌面骨发育不全综合征）、外伤后缺损、肿瘤放疗或手术后缺损患者以及美容手术后的并发症，如颈部、面部、眼睑去除脂肪过多。再如，在面部提升术后，下颌线后段往往变平，这就可以借助脂肪填充扩容恢复原有的轮廓。此外，眼睑整容术后常发生上下睑凹陷，经过谨慎地填充脂肪，也可以平复凹陷。

脂肪萎缩

使用抗反转录酶病毒药物后可继发药物性脂肪萎缩，脂肪填充可使之得以纠正，在重塑面部正常结构的同时还能使明显的病源性皮肤红斑消退。因脂肪萎缩而填充的部位常见于太阳穴或面颊中部。

操作技巧

术前准备

对于每一位要进行脂肪移植术的患者，应准备患者较年轻时的照片以及就诊时的照片，并让患者面对镜子，对其进行全面部分析。年轻时的照片对医生判定该患者年轻时的解剖状态会相当有帮助，同时可以作为一个出发点来探讨患者想要达到的目标。手术最终的目的就是逆转或改变患者不想要的方面，以让其外貌看起来像他／她年轻时那样，而不是不同。偶尔也会有患者要求看起来不同，这就需要双方进一步讨论以达成共识。就诊时的照片是用来计划如何选择切口和提取脂肪的位置及精确填充脂肪。手术前，需要计算好全麻状态下年龄相关性血药浓度及药物清除率。手术当日，用就诊时的照片指导放置脂肪的精确位置。

具体步骤

获取

关于如何获取组织的步骤及细节在本书前面的章节已经提过了。在获取过程中最重要的就是轻柔操作，以保证移植过程中组织的完整性及活力。在脂肪获取部位与脂肪存活能力之间没有明显的相关性，所以决定脂肪获取部位的因素就仅仅取决于要塑形的区域。首先穿刺皮肤制造吸脂针孔，然后使用钝头的 Lamis 注水针对术区进行肿胀麻醉，麻醉药成分为 0.2% ～ 0.5% 利多卡因加 1：200 000 肾上腺素。每获取 1ml 脂肪就需要注入大约 1ml 肿胀麻醉药。然后用 10ml 注射器连接一个钝头、双孔 Coleman 脂肪抽吸管进行脂肪抽吸，使用较小的负压，以维持脂肪细胞的完整性。任何机械或化学的刺激（如牵拉、离断、敲击、洗涤）都可能损伤娇嫩的组织，增加注射后脂肪坏死的风险。

提纯

脂肪过滤结束后，用 Luer-Lok 塞子替换下套管，拔下活塞。将注射器以 3000r/min 离心 3min，使完好的脂肪细胞与破裂的脂肪细胞（上层油状液）、局麻药及血液（底层水状液）分离。轻轻倒掉上层油状液，拔掉底部的 Luer-Lok 塞子，放掉水状液，再把欧米诺贴纸（Neuropad）置于表面，将所有的残余油脂吸掉。这样，就将脂肪制备进了 1ml Luer-Lok 注射器中，随时可进行面部注射。凭借对整个离心过程的判断，基本上就能知道提纯结果，就像容积的改变仅仅取决于移植脂肪的多少一样。不可将提取到的脂肪储存或冰冻以备将来使用，因为冰冻会导致脂肪细胞坏死。注射后，坏死细胞被机体大量吸收，最后将导致皮肤表面凹凸不平。

植入

究竟采用全麻、区域麻醉还是局麻取决于手术范围。切口选择以至少能向 2 个不同的方向填充脂肪为准。一个钝性科尔曼 1 型套管除了用来填充脂肪外还可以用来进行局麻。使用锐性针头填充脂肪时一定要小心谨慎，避免误入血管。过滤套管与 1ml Luer-Lok 注射器相连，当回拉套管时，脂肪才能进入组织层面。每回拉一次套管，只有极少量的脂肪（0.02 ～ 0.1ml）植入，这样可保证植入脂肪能得到充足血供和稳定存活。也只有这样植入脂肪，才能得到想要的塑形效果。脂肪植入后如果试图做强力的塑形会导致外表凹凸不平。另外，还有许多可变因素也能在移植术后立刻改变颜面的外观，例如，水肿或者血肿就会误导外科医生对治疗终点的判断。

科尔曼结构性脂肪移植技术并不提倡特意将脂肪植入肌肉，但是当需要矫正明显的骨性畸形或者结构性缺陷时，它常常需要将脂肪深植于骨膜表面，然后再逐渐向表浅方向添加脂肪。在表浅部位填充脂肪所带来的容积变化要远大于向深层部位填充时。用 22 Gauge 的针头可将小量的脂肪采用皮内注射的方式植入瘢痕或深皱纹中，但是其长期效果不见得比用大孔套管植入皮下来得稳定。

基于解剖部位的注射方式

太阳穴

植入切口选择在邻近太阳穴的发际线内，脂肪主要被注射到皮下层，尤其要小心避开走行于该区显露的静脉，所以只能用 1 号科尔曼套管。有时候，甚至这些圆钝的过滤套管都可能损伤静脉，引起的血肿会很快破坏塑形效果。此外，这是最容易发生凹凸不平的部位之一，所以一定要非常小心地操作，确保以平整的方式植入脂肪。

眉间区

取双侧眉头作为脂肪移植的切口。用 3 号科尔曼套管于眉间区将脂肪植入皮下层，常常还需要将部分脂肪植入真皮层来改善深皱纹，在植入真皮层时使用 22 Gauge 的针头。

上睑

植入切口选择眉毛中段与眉尾。用 3 号科尔曼套管将脂肪植入眉毛与上睑皱褶之间的皮下。绝不能填充于眼睑皱褶与睫毛缘之间的皮下，因为该处皮肤太薄，任何不平整都很容易被察觉。对于上睑皮肤过度松弛、眼眶凹陷的患者，应先切除多余的皮肤，并在缝合好切口后，再将脂肪充填到凹陷部位。

下睑

这个部位可能是整个面部最需要治疗而又最难治

疗的部位。切口首先选择在邻近太阳穴下部的发际线内以及面颊中部的上缘，偶尔还需要选择口角入路。用 3 号科尔曼套管先将脂肪沿着眶下缘骨膜表面植入，接着注射相对表浅的部位，通常是肌肉层，最后是皮下，植入这一层还可以改善色素沉着以及皮肤的质地。在该区植入脂肪时要相当小心以保证外观平整以及避免植入过多。该部位若有凹凸不平，很容易被发现。有些患者在植入术后，当表情平静时下睑是平坦的，一旦有面部表情时，下睑会显得充盈过度或有异物膨出。

面颊部

该区植入切口与下睑相同，偶尔也需要在口角处取切口，脂肪主要被植入皮下层，借助用来在手术台上比对的术前照片可获得理想形状。

口周（木偶纹及鼻唇沟）

该区的植入切口位于口角处，为了改善深陷的鼻唇沟，通常必须将脂肪于上颌骨水平植入，深度需达皮下层，同样，可使用 22 Gauge 针头将脂肪注射至真皮层以改善深皱纹。木偶纹的注射与之类似，不过深度可以再稍浅一些。

嘴唇

取口角处为植入切口，使用 3 号科尔曼套管，植入深度只能限制在黏膜下层。因为一旦植入肌肉层，会让嘴唇变得厚实、呆板、不自然。宁可小心地塑形，也不要让嘴唇变成"腊肠"。

下颏

植入切口在口角处以及颏下区。在下颌前区铺布脂肪，塑造两个稍微分开的球状突起，可以让下颏看起来更加生动、漂亮。

下颌线

植入切口在颏下区、下颌骨体中段的下方及耳垂的后方。在下颌线前段（前颌区），需要将脂肪深植于骨膜表面及皮下。对下颌线后段也是同样的注射方法，只是当采用耳后切口时，需要特别小心勿伤及腮腺。

闭合

用 6-0 尼龙缝线行单纯间断缝合关闭面部切口。躯干部切口缝合方法相同，但要使用 4-0 或 5-0 尼龙缝线。

手术步骤

- 轻柔操作，用 10ml 注射器获取脂肪。

- 离心、沉降以提纯脂肪。
- 植入脂肪时，每回抽一次套管仅注入极小量（0.02 ~ 0.1ml）脂肪。
- 不对刚填充的脂肪塑形，但要确保脂肪填充得平整。
- 不冷冻或储存脂肪。
- 开始治疗时宁少勿多。

疗效

病例 1

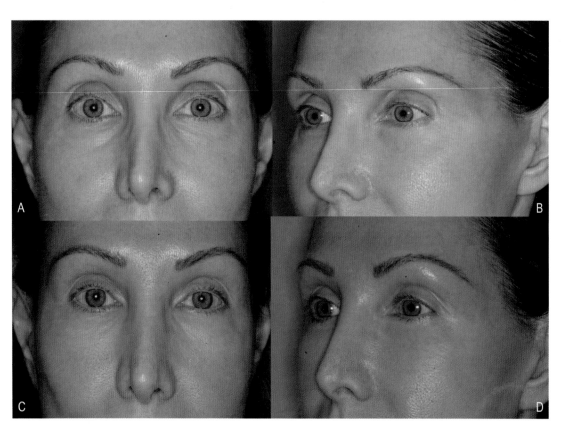

图 7-1 （A，B）55 岁女性，太阳穴及眶周塌陷，自感外貌看起来衰老而疲惫。之前曾行鼻成形术，鼻外形稍有偏曲。（C，D）太阳穴、上下睑、鼻部脂肪移植术 1 年后，太阳穴及眼睑明显较前饱满，鼻背线条流畅

病例 2

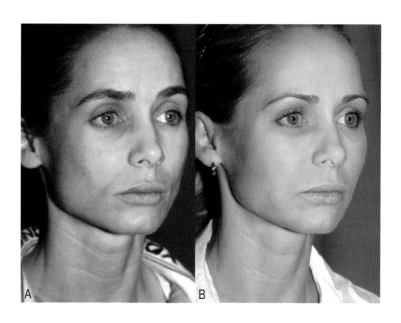

图 7-2 （A）38 岁女性，之前曾行面部提升除皱术及下睑成形术，主诉颊中部及眼睑塌陷。（B）共进行四次脂肪填充术，每次小量，最后一次为术后两年半，眼睑及颊部充盈度仍较前改善

病例 3

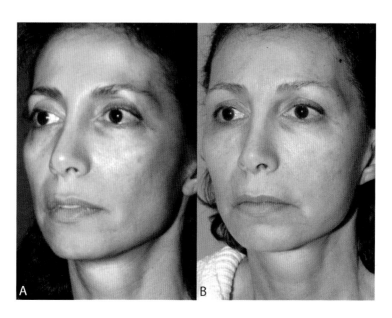

图 7-3 （A）53 岁女性，不满颜面瘦削及疲惫表情。对前额、上下睑、鼻唇沟、嘴唇、下颌线、下颏进行了一次脂肪移植术后，又进行了两次少量的追加。（B）末次术后 6 年

病例 4

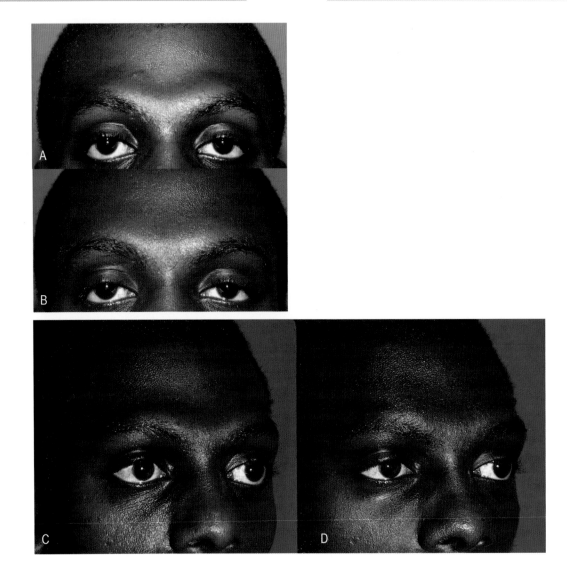

图 7-4 （A、C）20 岁男性，前额突出。（B、D）将脂肪移植到前额相对低凹的部位，术后 1 年前额仍然相当平整

病例 5

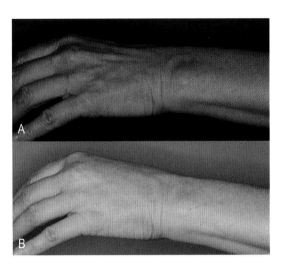

图 7-5　（A）54 岁女性，手背组织萎缩，肌腱明显可见，部分静脉突显。（B）将脂肪广泛、均匀地植于手背，术后 2 年，手背呈现饱满、平滑外观

缺点及对策

　　脂肪移植的最大缺点之一就是矫枉过正（植入过多）。可发生于面部的任何区域，其中最难处理的部位当属下睑，可表现为下睑整体或部分膨出和（或）不平整。纠正方法包括用在填充时同样使用过的科尔曼套管进行吸脂，注射糖皮质激素，甚至直接手术去除。此外，未得到美国食品与药品监督管理局（Food and Drug Administration，FDA）批准的卵磷脂或脱氧胆酸盐也有助于减少过度充填的脂肪。不过到目前为止，它仍然处于临床观察阶段，在能推荐使用之前，需要更多深入的研究。我们可用上述方法将脂肪去除，也很容易在随后的时间进行追加。对于矫正不足，通过简单添加一些脂肪就可轻松解决。两次手术之间至少等待 3 ~ 4 个月较为理想，这样可以保证水肿被全部吸收。

　　脂肪移植的另一个缺点则是待填充区域皮肤过多。当移植部位皮肤的确过度松弛时，那么治疗效果必定不够理想。这种情况下，最好首先让皮肤收紧，然后再考虑增加组织量或填充凹陷。

术后护理

　　使用科尔曼套管，填充脂肪部位会发生明显的软组织钝性损伤。为了减小淤青及水肿，在手术前后均应使用山金车及菠萝蛋白酶。渗液处外覆敷料 3 ~ 4 天。在提取脂肪部位用上 Reston 泡沫和微泡沫绷带。术后 72h 内对移植部位进行冰敷会有一定的帮助。轻度按摩有利于淋巴回流，但应避免在术后第 1 天对移植部位强力按摩。尽管不容易移动植入的脂肪，但是在术后 1 周内强力的直接压迫还是会使填充进去的脂肪移位。面部脂肪移植的恢复至少需要 2 周，有时甚至需要 8 周。经过实验观察，静脉滴注和（或）口服糖皮质激素来减轻水肿和缩短恢复时间的方法不见得奏效。

结论

　　脂肪移植在整形外科的运用已有 115 年的历史。患者的机体不会排斥自己的脂肪，所以在进行面部填充与轮廓塑形时，自体脂肪应该是最安全的用料选择。然而由于脂肪娇嫩易碎，在获取、提纯、铺布脂肪到受术部位的过程中都可能将脂肪细胞损伤而致其不能存活，所以温和提取、轻柔植入是手术成功的基本要素，这也使疗效不仅依赖于手术者的外科功底，还依赖于相关技术的运用、受术部位的相容性以及患者本身。这些不可控的因素使得手术结果在一定程度上无法预期，但是随着经验的积累，其疗效还是会让人相当满意。

（孙林潮 译）

推荐阅读文献

Coleman SR. The technique of periorbital lipoinfiltration. Oper Tech Plast Reconstr Surg 1994;1:20–26.

Coleman SR. Structural fat grafts: the ideal filler? Clin Plast Surg 2001;28:111–119.

Coleman SR. Avoidance of arterial occlusion from injection of soft tissue fillers. Aesth Surg J 2002;22:555–557.

Coleman SR, Guerrerosantos J, Hobar PC, Terino EO. Volumetric considerations in facial augmentation. Aesth Surg J 2003;23:45–51.

Coleman SR. Structural fat frafting. In: Nahai F (Ed). The Art of Aesthetic Surgery: Principles and Techniques. St Louis: Quality Medical Publications; 2005:289–363.

Coleman SR. Structural fat grafting: more than a permanent filler. Plast Reconstr Surg 2006;118(3 Suppl):108S–120S.

Coleman SR. Revisional fat grafting of the cheek and lower eyelid In: Grotting JC (Ed) Reoperative Aesthetic and Reconstructive Plastic Surgery, 2nd edn. St Louis: Quality Medical Publications; 2006.

Coleman S. Facial augmentation with structural fat grafting. Clin Plast Surg 2006;33:566–577.

Coleman SR, Grover. The anatomy of the aging face: Volume loss and changes in 3-dimensional topography. Aesth Surg J 2006;26:S4–S9.

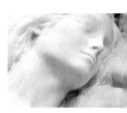

8

颈部提升术与颈部年轻化

Patrick K. Sullivan，Erik A. Hoy 著

要 点

- 颈部提升术的适应证包括年轻患者颈部提前老化或患者有明显颜面老化的表现。
- 治疗颈阔肌松弛可使颈颏角更年轻化。
- 颏下填充可利用颈阔肌下脂肪的传统整形。
- 沿着下颌缘、下颌及下颏区的选择性脂肪移植将使颜面下部及颈部的外观更明显。

- 下颌下腺下垂可使下颚部边缘较突出，可通过切除下颌下腺或者悬吊的方法解决该问题。
- 非治疗颈部的颜面美容外科手术可能反而会导致颈部松弛更加严重，但配合颈部提升术可有显著的年轻化效果。

介绍及病因学

颈部过早衰老的现象是由于软组织松弛、增多、缩小或下垂的逐渐发展而导致的。正确定义颈颚角是面部协调的关键要素并能使头颈部看起来更年轻。老化颈部的年轻化使软组织在这些区域有更好的外形，还可使面部看起来更年轻。Guerrerosantos 在 1983 年论述了颈部提升术。他的方法有许多扩展及改良，而这些概念一直普遍流行，因此，在美国，面颈部年

轻化是最普遍的美容外科手术。

面颈部老化过程的机制并不十分明确。面颈部软组织老化表现主要是因为地心引力的作用使皮肤下垂。许多外科医生认为颈部的皮下组织结构对面颈部软组织老化影响不大。然而前后体积的变化可导致皮肤下垂的假象（Antell 和 Orseck，2007）。我们认为 Lambros 论述皮肤老化的体积减小理论是符合逻辑的。

新的证据证明皮下组织脂肪层的体积减小起的作用比我们预期得重要。Rohrich 和 Pessa 描述了面部皮下组织脂肪分布的特征并提出分布的不同对面部老化

89

影响的假设（Rohrich 和 Pessa，2007）（图 8-1）。面部的软组织是向下及内下方下垂的。年轻化的手术包括向上及向外上重新排列组织（Ramirez，2001）。资深学者的技术针对的是由各种各样的组织造成的颈部过早老化并修正体积的差异及将它们重整至正确方向（Sulliva 等，2008）。现已衍生出许多治疗方法，其中包括微创技术治疗老化颈部（Giampapa 等，2005a；Matarasso 等，1999）。然而，我们的近期工作有效地解决了过早老化颈部的脂肪及腺体组织体积差异并将组织重整至正确方向。我们也认为在某些脸型中，只要在上下颚及颈部适当地增加及清除脂肪就能有很大的帮助。

老化的解剖及影响

正如早在 1980 年时 Ellenbogen 定义的那样，颈面部美容区域包含许多要素。光滑的皮肤表面包裹着颈部的内在结构，没有皱纹及明显的松弛。最理想的是，颈颏角斜度为 90°～105°。Patel 等对颈部提升有关的颈部解剖做了综合性的回顾（Patel，2006）。颈颏角由两个平面组成，一个是几乎水平的下颌下角平面，另一个是更为垂直的颈前部平面。这些平面与舌骨浅

表的皮肤标志相结合。这些组成颈颏角的表皮被披盖在各种深层结构上。准确地理解这些结构以及随着年龄增长对其产生的变化对颈部年轻化工作最重要。颈颏角水平边的结构从浅至深分别为：皮肤、皮下脂肪、颈阔肌、颈阔肌下脂肪、二腹肌前腹、下颚骨缘和下颌下腺。颈颏角垂直边的结构由浅至深为：皮肤、皮下脂肪、颈阔肌、颈阔肌下脂肪、颈部肌群、甲状腺、甲状软骨及气管软骨。

在青春期，甲状软骨的柔滑轮廓是清晰的，如同胸锁乳突肌前缘。在胸锁乳突肌起始连接点有一小凹面，为胸骨上切迹。颈阔肌紧密包围着甲状软骨、舌骨及颏下软组织并使其外观平滑。延伸 SMAS 是很重要的。保留颈部韧带及面部韧带可以将皮肤与下颌前缘及颈阔肌连接起来。

下颌部的皮肤需要有充分的弹性，才能紧密地包覆下颌骨缘。下颌下腺在下颌缘下可被触及但仍被韧带附件牵连使其维持在下颌骨深部。这些腺体可以扩大或下移，因为这会导致其上软组织明显的突出。从口周组织到颏间不能有凹陷。面部提升是解决唇颏间皱纹的最好方法，对颈部年轻化也有效果。

颈部过早老化的征兆会通过几个阶段显现出来。通常，面颈部最早老化的征象是甲状软骨和舌骨上方颈阔肌逐渐形成模糊的垂直带。这些垂直带逐渐发展为更长、更明显的条状组织。随着来自维持韧带的支持更多地丧失，颈阔肌更进一步地下移（Stuzin 和 Baker，2006）。颈阔肌纤维可能裂开，失去机械效用而使颈部软组织松弛，并使颈颏角进一步增大。这个现象在做鬼脸时表现得最为明显。颈阔肌松弛及上下颈阔肌脂肪的沉积会使颈部倾斜度恶化。Matarasso 等提出以水平的颈部皱纹、颈阔肌带及皮肤松弛等方面来评判的分级系统（Ⅰ～Ⅳ级）。这个分级系统与年龄相关的颈部老化程度相关（Matarasso 等，1999）。

悬吊组织的松弛、深层结构的下降及脂肪的沉积是共同构成颈部过老化的特征。下颌部下移导致下颌骨下缘轮廓消失。下颌下腺下垂会使下颌角下的侧缘变大。相反地，下颌骨骨量随着时间会再吸收，这会进一步促使下颌及颈部的软组织下垂。前颌沟也会发生凹陷并超过下颌角。不断的下垂及体积的差异会使颈部变胖，最终导致颈部过早老化的表现。

偶尔，已存在的微小或下颌后缩会加重皮肤老化的表现。有些人认为在这些病例中增大或垫高下颌

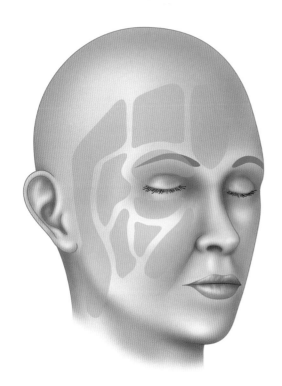

图 8-1　面部皮下脂肪分布

会帮助下颌及颈部软组织恢复年轻并变得更有吸引力（Pitman 等，2007）。然而，我们倾向于对下颌前方采用脂肪移植方法去填充颏部脂肪垫。

患者的选择

颈部整形手术的关键是为患者选配正确的手术及正确的方法。我们发现颈部的类型存在巨大的个体差异，因此，对于颈部年轻化手术，术前评估、详细的病史、体格检查及标准照片是非常重要的。最重要的是要将患者对外科医生技巧及预后结果的关注和期望匹配起来。需要记住的是，一定组织的重新披盖及重新悬吊后对周围结构的影响是很重要的。例如，拉紧颈阔肌的手术并不会解决下颌问题，而颈部年轻化手术可能加重颜面中下部的老化表现。外科医生的职责就是在术前预知并解决这些矛盾，以便确保设计良好的治疗方案，使患者获得最大程度的美容效果。

适应证

适应证包括颈部过早老化的年轻患者，与患者体型相比颈阔肌下有过多脂肪者，或是颈部及颜面部有明显的老化表现者。其他适应证包括正在接受可能加重颈部松弛的面部美容外科手术的患者。禁忌证与其他择期美容手术相似，如凝血功能紊乱、伤口愈合问题及医学上的高危患者等。一如往常，全面的病史及清楚的体格检查，同时与患者讨论想要改变的外观是必不可少的。对预后有不切实际的期望的患者不适合做手术。

手术技巧

术前准备

不插管静脉注射镇静药、肌松药或全身麻醉作为麻醉首选已有十余年的历史（Meehan 等，2008）。用最低浓度的利多卡因或丁哌卡因混合肾上腺素进行局麻也是可以的。丁哌卡因可以用来阻滞神经。如果计划行下颌下腺悬吊手术，我们的标准方案应该包括对口腔彻底用聚烯吡酮碘准备后口腔内麻醉。

颈部手术区的暴露是在下颌部皮肤皱褶阴影后做一个不明显的 3.5cm 的下颌切口。从这里可以到达颈阔肌水平。进行侧面手术时，颈部通过常规做前后耳部皱纹处切口进入，这可为下颌前缘提供良好的手术视野并可在直视下做脂肪抽吸。微创技术是我们的首选。尽量避免枕骨切口，因为它在患者将头发剪短或扎成马尾时会特别明显（Pitman 等，2007）。我们充分利用耳后皱褶，因为此处可提供更多的暴露并可切除及悬吊过多的皮肤。Feldman 主张在耳后区域用 1.5 英寸的"助手"切口，以帮助分离外侧颈部并将其作为外侧面抽吸排出的切口（Pitman 等，2007）。然而，为了保证皮肤愈合平滑完好，我们在切口前后做小的引流通道。

技巧

SMAS 悬吊／颈阔肌折叠

皱纹切除术联合颈部提升可以进一步悬吊颈部侧边的软组织。治疗时将耳前浅表肌腱膜系统的垂直条带附着于耳后，从而改变方向。手术由单一垂直提升变成下颌角下多方向的更有吸引力的线条。

颈阔肌折叠的目的是为了使颈阔肌层变平滑并紧密包围甲状软骨、舌骨及口底。前颈阔肌最好的切口是横向颏下切口（图 8-2）。将皮肤向下分离至少到环状软骨水平。为了对颈阔肌带有足够的修正效果，需将肌肉边缘从深部颈阔肌下脂肪及前二腹肌腹中游离。将颈阔肌边缘牵至中线上。减少或切除任何过多的组织，将切口边缘相应对合，将切口全长予以间断缝合后接着连续缝合。

松解下颈部的颈阔肌使肌肉能再次披盖，可使颈颏角更深、更吸引人。如果肌肉松解得过高会导致颈阔肌如百叶窗一样覆盖下颌下腺，或者使神经被阻断及导致下唇功能异常。许多作者建议将二腹肌也折叠，尤其是在一些脂肪被过多切除而使中线凹陷的罕见病例中。在这些病例中，二腹肌折叠可以使中间体积变大，让颈部线条更平滑（Ramirez，2003）。当颈部突出的深部组织被矫正，皮肤再次完好地披盖回去后，很少有再要求通过其他方法切除颈前过多的皮肤的情况（Bitner 等，2007）。

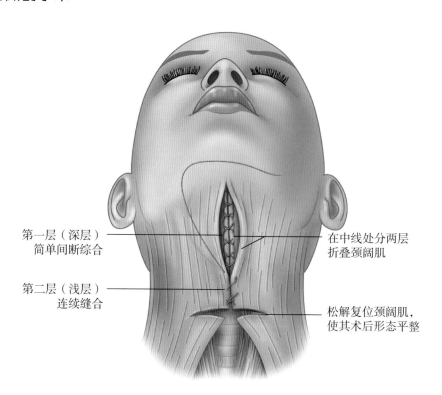

第一层（深层）
简单间断综合

在中线处分两层
折叠颈阔肌

第二层（浅层）
连续缝合

松解复位颈阔肌，
使其术后形态平整

图 8-2　颈阔肌层叠及颈部软组织再披盖。这个技术收紧颈阔肌，使下颌下部及颏下部的软组织再悬吊，最后使颈颏角更锐利，颈部变得更加年轻化

颈阔肌下脂肪切除

　　颈阔肌下脂肪沉积可使颈颏角明显突出。典型例子是，颈阔肌下的脂肪量是遗传特征，但是在一些患者，这更多的是全身脂肪量的反映。在一部分患者中，中线颈阔肌下脂肪是面颈部中唯一的老化特征。Feldman 推荐对这些患者通过切除颈阔肌下脂肪并单独做颈阔肌整形可获得良好的疗效，要求只是做一个下颌切口而已。我们发现这对一些年轻患者特别有好处。尽管下颌切口可以暴露内侧良好的手术视野，但大多数的患者还有颈部老化表现，故还需要做侧面切口。尽管有些患者单独抽吸脂肪就能获得疗效，但大多数患者仍需要通过颈阔肌手术或颈阔肌下脂肪切除才能有疗效。

　　垂直分离颈阔肌在中线上的交叉，使颈阔肌下沉积的脂肪可以被看见（图 8-3）。需要小心地用剪刀切除穿插在颈阔肌下及二腹肌肌腹前缘水平表面的脂肪。开放或封闭脂肪抽吸术在颈面部提升中有辅助作用，但是我们选择性地使用这个方法。任何残留的脂滴将在直视下被大的扁平单孔脂肪抽吸管去除，但我们仍倾向于直接明确地对脂肪塑形。有些作者建议如果有

残留隆起，就要切除二腹肌肌腹前部，但我们对执行这种手术仍感到犹豫。

下颌下腺悬吊及切除

　　当肌肉及筋膜对腺体的支撑减弱时，则腺体下垂的程度增大，表现为颌下隆起。在皱纹切除术或颈阔肌悬吊术时 SMAS 被折叠，可间接地解决隆起问题。这些手术可以重建筋膜的支撑，但不能持续很长时间。然而，在颈阔肌、颈部脂肪及皮肤松弛手术达到目的后，残余的下颌下腺会一直持续下垂。事实上，对于这些下颌下腺下垂的患者，若将过多的组织拉紧会使外观畸形恶化。对这些患者可考虑行下颌下腺悬吊术或切除术（Suillivan 等，2006）。

　　如同前述，通过下颌切口进入颈部。术前标记下颌下腺的位置，游离颈阔肌下方到下颌下腺区，使颌下囊可直接看到（图 8-4）。沿着囊表面的前下方，平行于下颚，在囊上做一个 1.5cm 的垂直切口。小心将腺体周围剥离，将囊下面或侧面的粘连游离，使囊内腺体可以活动（图 8-5）。将钝性钳子插入直至鄂部的

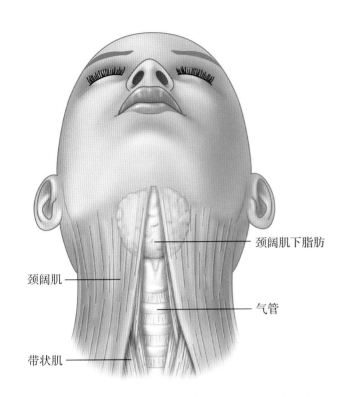

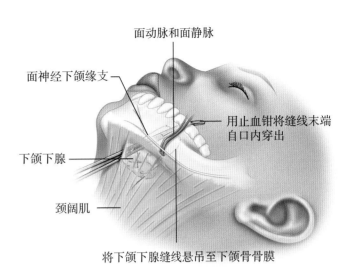

颈阔肌下脂肪

颈阔肌

带状肌

气管

面动脉和面静脉

面神经下颌缘支

下颌下腺

颈阔肌

用止血钳将缝线末端
自口内穿出

将下颌下腺缝线悬吊至下颌骨骨膜

图 8-3　颈阔肌下脂肪整形。游离颈阔肌，在颏下区可
到达深部脂肪。这些可经中线切口，沿着颈阔
肌的皱褶切除，有助于恢复颈颏部更加年轻化
的外形

图 8-4　下颌下腺手术。腺体悬吊或切除的适应证是患
者的下颌下腺表现为颈外侧卵圆形肿物。这里
展示的是到达腺体的路径及悬吊缝线

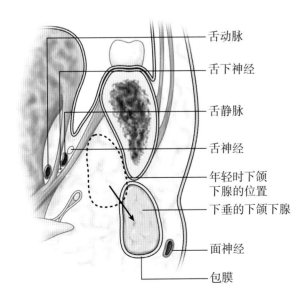

舌动脉

舌下神经

舌静脉

舌神经

年轻时下颌
下腺的位置

下垂的下颌下腺

面神经

包膜

图 8-5　小心游离腺体周围囊下部或侧边的粘连组织，
让腺体能在囊腔内活动

下缘，沿着下颌体舌面方向到骨膜下。继续分离，直到口腔黏膜覆盖在工具的尖端，然后用 15 号手术刀小心地做一个 2 ～ 3mm 的切口（图 8-6）。使进入口腔处的尖端夹着 2-0 缝线断端并通过颈部拉回。

然后进行第二个通道，也是从自腺体囊开始，但位于外侧边。这一骨膜通道在第一个通道前方 3cm 并与其平行。拉紧游离缝线的另一端并向下将其拉入颈部（图 8-7）。牵拉两缝线末端近尾端后，轻轻地牵拉缝线以确保骨膜吊带完好，使腺体获得支撑，这就是骨膜粘连地带。用手指轻柔地向上压腺体，使其提高到二腹肌肌腹后方水平及下颌下缘，随后打结，将腺体固定在升高后的位置（图 8-8）。在牢固地悬挂后，对被切开的腺体囊用永久线将其边缘重叠成瓦状，加固悬吊带的下方。确认已止血，对口内切口用铬线缝合。

美容性的局部下颌下腺切除是具有争议的话题（Baker，2006），该手术具有挑战性。但 Pina 等已有关于这个技术的论述。切除腺体主要受到的批评是因为有损伤神经的风险。在被广泛接受之前，SMAS 皱纹切除术也是因为其有损伤面神经的风险而受到类似

的批评。通过许多研究，人们记录了面神经的解剖，并完善了手术路径，最后 SMAS 手术被接受了。尽管进行过类似的下颌下腺的研究，但争议仍然存在（Stuzin 和 Backer，2006）。腺体区域内的全部神经除自主神经丛外，都在腺体囊外围。事实上，文献表明下颌下腺切除的并发症发生率是很低的。Depina 及 Quinta 早在 1987—1991 年就发表了他们在 8 位患者中实行 12 处局部下颌下腺切除的研究。

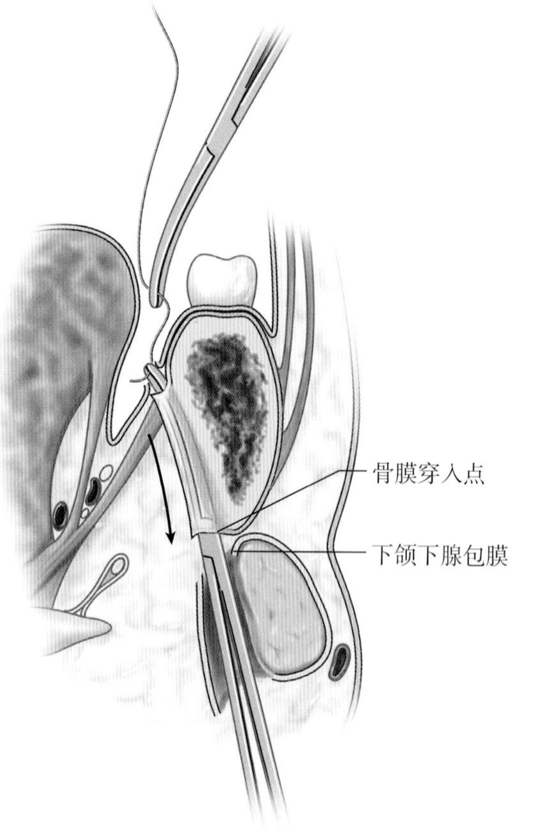

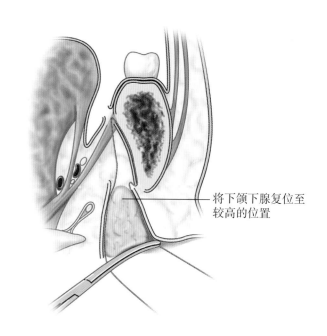

将下颌下腺复位至较高的位置

图 8-7 拉着缝线两端穿过颈部切口

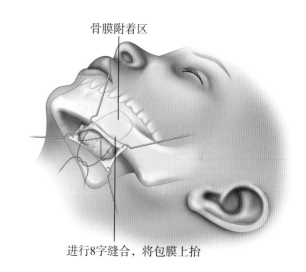

骨膜附着区

进行8字缝合，将包膜上抬

图 8-8 用缝线将下颌下腺悬吊至适当的位置

骨膜穿入点

下颌下腺包膜

图 8-6 将钳子向上并进入口腔

尽管经常采用腺体直接手术而不是皱纹切除，它们都不会产生并发症及涎腺瘘。对于下颌下腺隆起程度较小的患者，悬吊法对其有好处，而有明显下颌下腺下垂的患者适合做局部切除（Marten，2001）。推荐由内而外进入腺体，因为可最大程度地避开下颌缘支，并且还为从尾部进入囊内腺体提供了可能（Singer 和 Sullivan，2003）。通过下颌路径进入腺体在手术技术上非常困难，因为其切口局限而且血供非常丰富。下颌下部的切除手术是非常困难的，但在筛选过的患者中其效果显著。Codner 及 Nahai 发现下颌下部的切除手术更多地被应用在二次皱纹切除术中而不是首次（Codner 和 Nahai，等）。Nahai 和 Nahai 报道颈阔肌下手术包括局部下颌下腺切除有很好的疗效而且并发症发生率非常低 [美国美容整形外科学会（American Society for Aesthetic Plastic Surgery，ASAPS）发表的科技报告，2006]。

缝合

颈阔肌采用 3-0 Mersilene 线单层间断缝合，然后表层连续缝合，通常不用包扎。耳前切口用 5-0 线连续缝合，在耳垂附着处周围采用水平褥式缝合，耳后用半包埋式褥式缝合。缝合后清洁创面，上覆一层薄的杆菌肽油膏。在皮下组织和颈阔肌之间放置负压引流管，并从耳后皮肤引出。如果为联合除皱切除术就需要使用我们的标准面部提升术包扎，否则就无须包扎。

手术步骤

- 在口腔内表面涂聚维酮碘，在口腔内进行下颌部神经阻滞麻醉。
- 在计划切口周围局麻。
- 在耳前后做皱纹切除术切口，为颈部路径做 3.5cm 的颌下切口。
- 剥离颌下皮肤至环状软骨水平。
- 将颈阔肌从中线分离，与颈阔肌下脂肪和二腹肌肌腹前缘分离。
- 仔细地用剪刀切除颈阔肌下脂肪来修正颈颌部的凸出。
- 沿着囊腔前下表面做 1.5cm 的切口以暴露下颌下腺，使腺体能在囊腔内移动。
- 将钝性钳子在骨膜下水平沿着下颌体舌面向前，穿过在黏膜中的 2 ~ 3mm 切口到达口腔内。
- 自口腔内拉紧 2-0 缝线断端，并通过颈部切口带回。
- 做第二个通道，这一次是从腺体外侧边。拉紧游离缝线的另一端并向下拉入颈部，打结，将腺体固定在升高后的位置。
- 对口腔内部切口用铬线缝合。
- 将颈阔肌切除边缘一起拉到中线，切除过多的组织，边缘用间断或连续缝合再次拉近。
- 逐层缝合皱纹切除术的切口及下颌下切口，将最后一层用尼龙线连续缝合。
- 清洗切口并薄薄地涂上一层杆菌肽。
- 仔细地止血，并防止术后高血压，以预防及降低术后并发症。

■ 疗效

病例 1

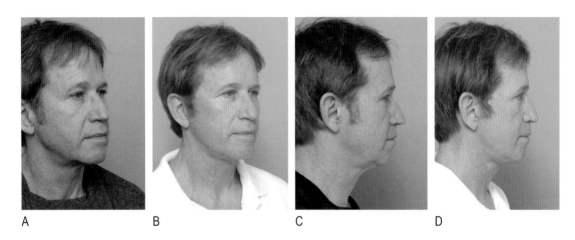

A　　　　　B　　　　　C　　　　　D

图 8-9 （A）治疗前。（B）治疗后，斜视图。（C）治疗前。（D）治疗后，侧面图

病例 2

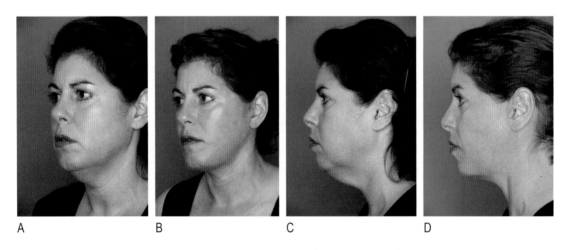

A　　　　　B　　　　　C　　　　　D

图 8-10 （A）治疗前。（B）治疗后，斜视图。（C）治疗前。（D）治疗后，侧面图

病例 3

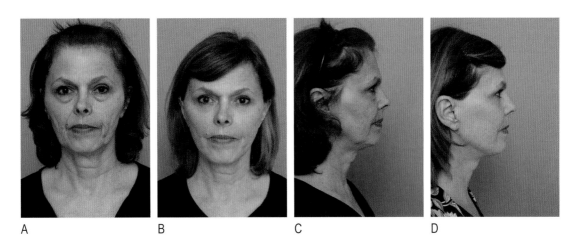

图 8-11 （A）治疗前。（B）治疗后，正面图。（C）治疗前。（D）治疗后，侧面图

问题及解决方法

颈部年轻化手术的并发症发生率与皱纹切除术相同。一般来说，实际上颈部年轻化手术的副作用是技术问题。举例说，脂肪切除可能因不对称或不充分而造成外形变形。如果发生这种情况，外形变形可能在面部及颈部较为明显。如果发生这一问题，解决的方法是更均匀地移除脂肪，或是植填局部少量脂肪移充凹陷（Pitman 等，2007）。手术中错误的判断或技术会使手术结果更不理想，这些可以用通过周详的术前计划及手术时小心仔细的手法来避免。手术时出血是很少见的，当下颌下腺局部切除时使用止血夹是很有用的。腺体悬吊不会出现出血的问题。

永久的运动神经损伤很少见但曾发生过。如果在手术时已确认神经损伤，要马上尽力去修复。暂时的神经失用症并不罕见，一般会自行恢复。如果需要，运动神经功能恢复后可以使用 A 型肉毒杆菌毒素使唇或额部对称。

术后护理

颈部年轻化手术术后护理必要的第一步就是使患者从麻醉睡眠状态中苏醒。最理想的是，在避免高血压、咳嗽或干呕的情况下，患者的神志顺利恢复。术后阶段最令人担心的并发症是血肿，颈部血肿扩大会压迫阻塞气管。颈部血肿是手术急症，需要马上入手术室处理，需要有麻醉师在场行气道管理。术中仔细的止血、精确的血压控制及制动可以使血肿发生率降到最低。

要指导患者睡眠时将头部抬高到泡沫楔形物上，保持颈部轻微延伸约95°。术后可持续使用 1 周非甾体类抗炎药、抗凝药及具有止血作用的草药。一如往常，确保术者与患者很好的配合才能取得好的效果。

结论

整形外科手术的发展包括颈部年轻化手术，其技术朝微创方向发展。迄今随访资料表明不但术后即可见效且疗效持久（Ramirez，2003）。许多微创面部提升技术被运用到颈部手术以减少手术切口（Stocherro，2007）。然而，至今还没有发展出既能减少切口又能获得理想效果的理想组合。与此同时，具有争议的或具有挑战性的手术如下颌下腺切除及悬吊术已被改良更新，侵袭性更小。腺内注射肉毒杆菌毒素就是其中的一个例子，尽管我们的经验表明注射肉毒杆菌毒素会导致腺体缩小。我们在对下颌下腺使用肉毒杆菌毒素的治疗也还没有足够的经验以供推广。

（卢　忠　杨荞榕译）

拓展阅读文献

Antell DE, Orseck MJ. A comparison of face lift techniques in eight consecutive sets of identical twins. Plast Recon Surg 2007;120:1667–1673.

Baker DC. Face lift with submandibular gland and digastric muscle resection: radical neck rhytidectomy. Aesthetic Surg J 2006;26:85–92

Bitner JB, Friedman O, Farrior RT, Cook TA. Direct submentoplasty for neck rejuvenation. Arch Facial Plast Surg 2007;9:194–200.

Codner MC, Nahai F. Submandibular gland I: an anatomic evaluation and surgical approach to submandibular gland resection for facial rejuvenation, discussion. Plast Reconstr Surg 2003;112:1155–1156.

Giampapa V, Bitzos I, Ramirez O, Granick M. Suture suspension platysmaplasty for neck rejuvenation revisted; technical fine points for improving outcomes. Aesthetic Plast Surg 2005a;29:341–350. Discussion 351–352.

Giampapa V, Bitzos I, Ramirez O, Granick M. Long-term results of suture suspension platysmaplasty for neck rejuvenation: a 13-year follow-up evaluation. Aesthetic Plast Surg 2005b;29:332–340.

Marten TJ. Submandibular gland resection in rejuvenation of the aging neck. ASAPS May 2001.

Matarasso A, Matarasso SL, Brandt FS, Bellman B. Botulinum A exotoxin for the management of platysma bands. Plast Reconstr Surg 1999;103:645–652.

Meehan V, Zuckerman J, Hoy E et al. DSO Study, PSRC Annual Meeting 2008. Springfield, Illinois.

Patel BCK. Aesthetic surgery of the aging neck: options and techniques. Orbit 2006;25:327–356.

Pitman G, Aston SJ, Feldman JJ, LaFerriere K. Revisional neck surgery: panel discussion. Aesthetic Surg J 2007;30:527–538.

Ramirez OM. Full face rejuvenation in three dimensions: a 'face-lifting' for the new millennium. Aesthetic Plast Surg 2001;25:152–164.

Ramirez OM. Cervicoplasty: Nonexcisional anterior approach. A 10-year follow-up. Plast Reconstr Surg 2003;111:1342–1345.

Rohrich RJ, Pessa JE. The fat compartments of the face: Anatomy and clinical implications for cosmetic surgery. Plast Reconstr Surg 2007;119:2219–2227.

Singer DP, Sullivan PK. Submandibular gland I: an anatomic evaluation and surgical approach to submandibular gland resection for facial rejuvenation. Plast Reconstr Surg 2003:112:1150–1154.

Stocchero IN. Short-scar facelift with roundblock SMAS treatment: A younger face for all. Aesthetic Surg J 2007:31:275–278.

Stuzin JM, Baker TJ. Aging face and neck. In: Mathes S (Ed) Plastic Surgery, 2nd edn. Philadelphia: Elsevier Saundess 2006:159–214.

Sullivan PK, Freeman MB, Schmidt S. Contouring the aging neck with submandibular gland suspension. Aesthetic Surg J 2006;26:465–471.

Sullivan PK, Hoy EA, Nazerali R. An evolving approach to treatment of the submandibular gland in neck rejuvenation. ASAPS Annual Conference, San Diego, CA, May 2008.

Zins JE, Fardo D. The 'anterior-only' approach to neck rejuvenation: an alternative to facelift surgery. Plast Reconstr Surg 2005;115:1761–1768.

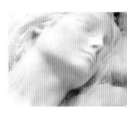

小切口微创面部提升术

Alexis M. Verpaele，Patrick L. Tonnard 著

要 点

- 我们的面部微创年轻化主要采用微创颅悬吊部皮肤提升术（minimal access cranial suspension，MACS）。
- 微创面部皮肤提升术不同于传统的留有短瘢痕的面部皮肤提升术。
- 在颈部和面部，改变重力所造成的皮肤松弛是整形的一个内容。
- 面部整形不只是一个紧肤的过程，而是一种正确地将皮肤披盖在面部的塑形技术。这种塑形

技术是通过缝合技术、精细的脂肪塑形、颗粒脂肪移植术或者综合使用这些手段来完成的。
- 所有的垂直方向的面部皮肤提升术均需要一个颞侧发际线前的切口，来避免发际线的上升。
- 尽量避免打开颈部。
- 微创面部皮肤提升术有时不是绝对需要的，肤质差的患者有时还需要加做一个在耳后区域的皮肤重新披盖术。

患者选择

由于面部嫩肤术日益受到欢迎，越来越多不同年龄段的男士和女士们都在考虑接受这一治疗。在我们的实践中，年轻的患者通常在 30 岁之初就开始咨询预防性和矫正性的嫩肤手段了。治疗手段包括预防性皮肤护理、肉毒杆菌毒素和填充剂注射以及微创整形外

科手术，而准备进行整形手术的患者通常不愿意接受那些有侵袭性和有潜在风险的手术。他们渴望能不露痕迹地清除皮肤老化的早期表现，而不是改变过大且停工期很长。年长的患者则喜欢那种侵入性较少但仍然有较好效果的整形手术。

选择是否实行微创面部皮肤提升术还是一种更传统的手术切口部分取决于患者颈部皮肤的变形程度，

但最主要的还是取决于患者的肤质。我们确信多数患者可以通过微创面部皮肤提升术得到很好的治疗，并且那些颈部改善不明显的患者可以通过其他一些微创的辅助性手术来解决，如颈前后皮肤成形术（见下文"手术后缺陷及如何矫正"）。这样可以得到一个相当满意的结果，并且只有很少的创伤以及需要很短的时间就可以恢复。

适应证

MACS 提升术的吸引力很大程度在于它在一个简单而又安全的耗时 2 ~ 2.5h 的手术之后，达到了一个稳定而又自然的面部修复，这种手术甚至可以局麻下在门诊进行。与传统的面部成形术相比，微创面部皮肤提升术具有恢复快、病期短的优点，而且手术瘢痕比传统手术短得多。

MACS 提升术的主要原理是在耳前和颞侧的发际线前做皮肤切开，用永久性缝线或可被缓慢吸收的缝线将松弛的面部软组织垂直地悬挂于颞深筋膜处。

有两种不同的手术设计方案：
- 单纯型 MACS：用两个荷包缝合术来牵拉面部下 1/3 以及颈部皮肤（颈颌角、下颊部以及法令纹）。
- 扩展型 MACS：增加第三个补充的荷包缝合术来牵引面颊部脂肪垫。这个荷包缝合同时对鼻唇沟、面中部以及下睑的皮肤也有作用。

单纯型 MACS

两个荷包缝合术被用于颈部、下颊部以及法令纹的矫正。这两个荷包缝合均被附着于耳郭前 1cm 颧弓上方的颞深筋膜处。第一个荷包缝合术形成一个对着下颌角垂直走向的 U 形小包袋状，同时缝住了颈阔肌的外侧缘。以最大张力收紧可以产生一个强大的对着颈阔肌外侧缘的垂直拉力，从而矫正抽完脂肪的颈颌角区皮肤。第二个荷包缝合术与第一个荷包缝合的起始点相同，也是位于颧弓上方的颞深筋膜，其倾斜地沿着下颌、法令纹以及嘴角方向走行（图 9-1），形成一个更宽的"O"形环。这一缝合可矫正下颌、法令纹及口角下垂。

扩展型 MACS

当施行扩展型 MACS 手术时，需要增加颧部区域的皮肤分离。在患者取站立位置时，在低于外眦侧缘 2cm 处做一个标记点。这个标记点应当被包括在需要分离的皮肤区域之内，并且这个点应该是第三个荷包缝合术的下极限。第三个荷包缝合的起始点也是颞深筋膜，只不过是在眼眶外侧缘前方的颞深筋膜处。这个缝合提供了一个强大的鼻唇沟矫正能力、颧骨区域皮肤的向上提升力、面中部的向上提拉力以及缩短下睑宽度的作用力（图 9-1）。单纯型 MACS 提升术和扩展型 MACS 手术中皮肤均是在垂直方向上被重新披盖，并且在颞侧发际线切口之上的多余皮肤均被切除。由于没有侧方的牵拉力，所以不存在耳垂处的猫耳形成，也不必进行耳后部位的切除（图 9-2）。

由于颧骨区脂肪垫向眼眶外侧缘的提升，在下睑外侧缘区域和眼眦旁区域的皮肤堆积就更加明显，因此，眼睫毛下方和眼眦旁区域的多余皮肤切除是很有必要的。这种纯皮肤切除术既简单又安全，因为下睑处可以得到一个很好的来自第三个荷包缝合术的结构支持。通过这个观察也促进了眼睑镊夹整容术原理的发展：通过医用镊子的镊夹来测算多余的皮肤，并且

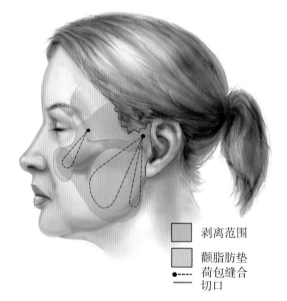

剥离范围
颧脂肪垫
荷包缝合
切口

图 9-1 MACS 手术示意图，显示皮肤需要分离的程度以及荷包缝合的部位。红色区域表示皮肤切口，粉红色区域表示需要分离的皮肤程度，虚线表示的是缝合环线

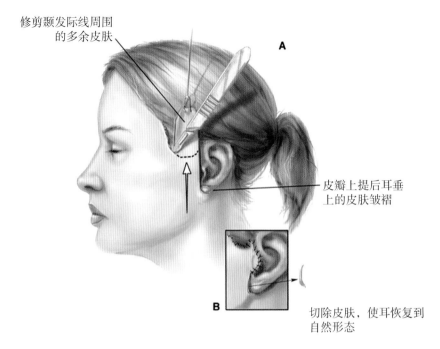

修剪颞发际线周围
的多余皮肤

A

皮瓣上提后耳垂
上的皮肤皱褶

B

切除皮肤，使耳恢复到
自然形态

图 9-2　MACS 手术中垂直方向的皮肤披盖以及皮肤切除。不需要耳后延长切口

通过切口向眼眦周围延伸的眼科下睑成形术予以切除。可以很容易地切除掉 4 ~ 8mm 的多余皮肤（尤其是眼眦周围），并且不会存在睑外翻或巩膜外露的风险。MACS 手术提供了一个强大的矫正颏下角、上颈部松弛、刻下角过大的功能，同时可通过鼻唇沟的矫正恢复清晰的下颌角轮廓，还可使面中部丰满。

是实行单纯型还是扩展型 MACS 手术不是纯粹由患者的年龄所决定，主要是考虑患者是否需要鼻唇沟上部和面中部的矫正。对颧骨区脂肪垫起提升作用的第三个荷包缝合术对这些结构具有强大的矫正功能，它也增强了面中部容量的恢复并加强了对下睑皮肤的支持度。这就意味着第三个荷包缝合术也适用于治疗那些有颧骨区扁平和下睑松弛的患者。当然这种治疗方法不仅仅由年龄决定，也由面部的骨骼解剖所决定。

在传统教学意义上，吸烟被认为是面部提升术的一个绝对禁忌证。由于该手术对皮下组织破坏少，且无多平面切割，我们更倾向于将吸烟作为一个相对禁忌证。一般来说，只有没有严重的疾病史和心血管危险因素的患者才可以接受门诊手术。至于在实行MACS 手术时是选择局麻还是全麻，则主要看医师及患者自己的喜好。

手术技巧

术前放松

在实行术前准备时，我们根据患者的体重和焦虑的程度给予肌内注射一针 2 ~ 5mg 咪达唑仑（咪唑安定）。

术前标记

患者取坐位，使其下颏区呈现双下颌的形态，对

框9-1　MACS手术麻醉溶液
100ml 0.9% 氯化钠注射液
20ml 2% 利多卡因注射液
10ml 10mg/ml 罗哌卡因注射液
2ml 8.4% 碳酸氢钠溶液
0.2ml 1mg/ml 肾上腺素注射液
10mg 曲安奈德

这个区域和下颊区域做好标记，需要对其进行抽脂。

在施行扩展型 MACS 手术时，还需要在外眦下缘 2cm 左右处做一个标记点，这个点应该被包含在皮下分离的区域内。

皮肤浸润麻醉

皮肤浸润麻醉的顺序应该与手术的顺序一致。首先麻醉上睑（如果对其施行手术的话），接着是颏下区，随后为一侧颊部（所用的麻醉药见框 9-1）。对于下颏区抽脂术来说，皮肤浸润麻醉所需要的药物平均在 30 ～ 40ml。一般将麻醉药注射于颈阔肌前脂肪，并达到中度肿胀的程度。

手术前标记：切口

我们从耳垂的下限开始做标记，向上一直到耳前的皱褶处。在耳屏间切迹的水平标记线做一个 90° 的向后转向，以保证术后耳朵这个解剖部位的完整性。随后标记线沿着耳屏的后缘螺旋形地向上延伸（图 9-1 红线所示）。

在耳朵的上极处，标记线沿着鬓角与耳郭之间无毛发且略微凹陷处走行，然后向下沿着鬓角。在男性标记线需在向前穿过络腮胡之前，向下标记大约 1.5cm。

然后标记线继续呈"Z"形方式在前下方的鬓角之内向前走行 2mm。在此做皮肤切口时，手术刀应当与皮肤接近斜切的角度，使毛干被垂直地切断（图 9-3）。这一手术操作可使毛发穿过瘢痕生长。在毛发重新生长后，瘢痕会被毛发隐藏数毫米，事实上也就基本看不见了。"Z"形的切割口模式是为了能够增加颞侧局部皮肤边缘的长度以更好地匹配面颊部皮瓣的长度，从而减少猫耳的形成。在单纯型 MACS 手术中，切口应该延伸到外眦水平处。在扩展型 MACS 手术中，切口应到达眉毛外侧缘的水平处。

手术前标记：皮下分离

我们用示指触摸下颌角，将其标记为皮下分离的最低点。手术分离的范围从耳垂下方最低点开始，直接朝着下颌角指示的方向，然后折向前分离至耳前

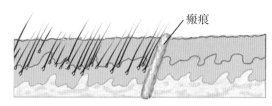

A. 发际线处直切口留下的瘢痕

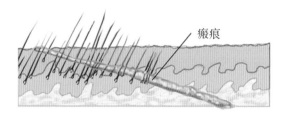

B. 毛发生长穿过斜行瘢痕，使切口更隐蔽

图 9-3 在鬓角和颞部区域切口横断面。（A）如果皮肤切口与毛干平行，瘢痕将始终留在发际线前。（B）在 MACS 手术中，手术切口在发际线内与皮肤平面呈斜切方向。斜置手术刀，切断毛干，使毛囊得以保留。手术后 6 ～ 8 周，下方的毛发会穿过瘢痕组织生长，并很好地掩盖了瘢痕

5 ～ 6cm 处。在扩展型 MACS 提升术中，我们要分离的部分包括分界出的颧骨凸起部（图 9-1 所示的粉红色区域）。

吸脂术

我们比较喜欢用一种 3mm 匙形的单孔吸脂管。在手术中吸脂管的开口端不应该对着皮肤，否则会损伤颈阔肌前平面的真皮。最佳的抽脂方式是选择 2 ～ 3 个刺切口交叉吸脂。在实行吸脂术时使用非习惯手压迫作为指引。当脂肪被最大量地吸除后，可以在皮下看到吸脂管。不过颈阔肌前和（或）颈阔肌下的脂肪需要直接切除，此时需要通过在颏下区做一个 3cm 的皮肤切口，并对颈部皮下组织进行广泛分离以便重新披盖。

假使有的地方需要有微量脂肪移植，可通过一个特殊的脂肪移植管（图 9-4）来收取颏下的脂肪。管上有微孔，从中可以释放出直径 1mm 的微脂肪颗粒。如果颏下的脂肪不够多，还可以通过其他的脂肪移植管

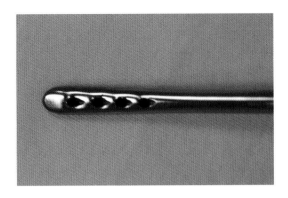

图 9-4   Tover 吸脂管，Wells Johnson，Tucson AZ

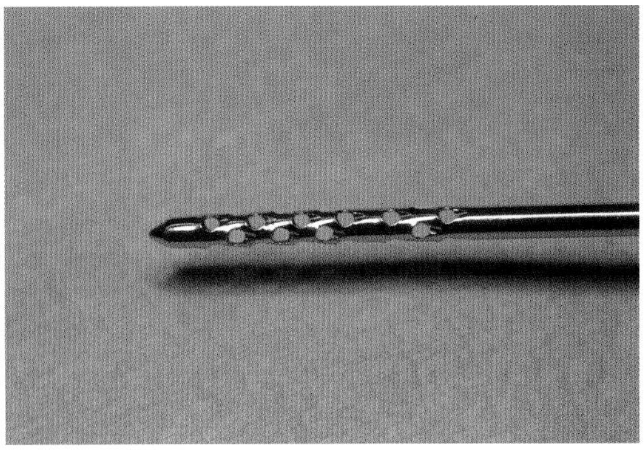

图 9-5   带有 1mm 小孔的 Becker Grater 圆形吸脂管，Wells Johnson，Tucson AZ

（图 9-5）从腰腹部的皮下脂肪处获取。

颗粒脂肪移植

在获取脂肪以后越早准备和注入移植处越好。我们不需要对脂肪进行离心处理，但是需要通过一个无菌的布料细筛网用生理盐水来过滤一下，冲掉其表面的油脂和血液。通过一个 18g 的脂肪移植管（图 9-6）注射出脂肪。颗粒脂肪移植术主要被应用在颧骨区域（每边 5 ~ 15ml）、鼻泪沟（每边 0.5 ~ 2ml）、鼻唇沟（每边 2 ~ 4ml）、法令纹（每边 2 ~ 4ml）以及丰唇。皮肤刺孔时只需要应用一个 16g 粉红色的注射针头即可，术后也不需要将其缝合。如果鼻唇沟或法令纹很深，除了脂肪移植外还可以用一个 V 形剥离器做皮下分离术。

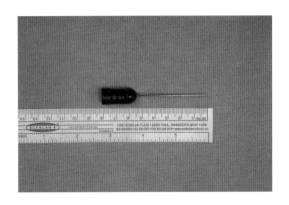

图 9-6   脂肪颗粒移植管，Tulin Medical Inc

皮瓣生成

我们是凭手感在皮下组织平面用 Gorney 型整形外科剪对皮肤进行分离的。在操作时剪刀的顶端对着皮肤，有利于在视觉和触觉下控制颊部皮瓣的厚度。多数情况下这种剪刀的分离是钝性分离。要注意的是在生成皮瓣时需要有足够的厚度来覆盖皮下层小的不平整。

附着点

下垂的面部软组织将会通过一个对未被分离的 SMAS 筋膜的类荷包缝合来牵拉悬挂。这些缝线的附着点在颧弓上方的颞深筋膜处，这个区域也是不影响

面神经额支向外走行的一个安全区域（图 9-7）。

第一个荷包缝合术：垂直环

我们用眼科剪在颧弓上方以及发际螺旋状边缘前方 1cm 的皮下组织上剪出一个直径为 0.5cm 的窗口，用来暴露颞深筋膜（图 9-1 虚线所示）。手术中需要用一枚带有 1-0 的 PDS 线的 CT-3 大圆针。第一针从窗口处开始，从该窗口可以见到颞深筋膜并向下走行至颧骨骨膜上。缝针应当朝着耳郭的方向，以免造成对面神经任何分支的损伤。由腮腺筋膜的上 2/3 和颈阔肌的下 1/3 组成的 SMAS 筋膜内的缝合要牢固，进针长度为 1 ~ 1.5cm，深度约为 0.5cm。一定要保证缝合的每一针都要牢固地缝合在 SMAS 筋膜上，否则缝线就会被拉出。缝合需一直向下进行至皮下分离的下极。在皮下分离的下极中，需要将 2 ~ 3 个点固定

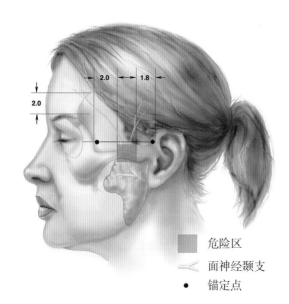

危险区
面神经颞支
● 锚定点

图 9-7 第一个和第二个荷包缝合的附着点在面神经额支的后方 1.8cm 处，第三个荷包缝合的附着点则为额支的前方 2.0cm 处（前方虚线所示）

地缝合在颈阔肌近头颅的边缘上（图 9-8）。然后将缝合方向转向上，回缝至起始点，这样就形成了宽度约 1cm 的窄 "U" 形荷包缝合。在手术中，打结时也要使其张力保持最大。

第二个荷包缝合术：倾斜的环路

第二个荷包缝合术的起始点与第一个一样，也是在颞深筋膜处。这个缝合形成一个朝着下颌部区域比较宽的环路，与垂直方向成 ±30°。这个环路不像 "U" 形，更像一个 "O" 形，可以起到在皮下组织防止线性牵拉的作用，这一点可以透过皮肤表面看到（图 9-1 虚线所示）。这个缝合环沿着下面颊部皮下分离时的前界行走。在 SMAS 筋膜和腮腺筋膜缝合的间距最大不能超过 1cm。打结时也要使其保持最大张力。

第三个荷包缝合术：颧骨环

第三个荷包缝合术有单独的颞深筋膜起始附着点，紧靠近眼眶外侧缘的外侧位。这个部位是面神经额支行走段的前方。在这个区域的眼轮匝肌和颞深筋膜之间生成一个手术窗口（图 9-1 虚线）。

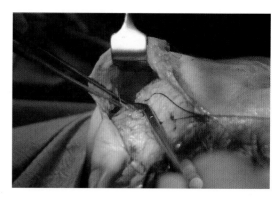

图 9-8 手术野图片，左侧：用 0-PDS 线对颈阔肌的颅侧缘至少紧紧地缝合 1 ～ 2 针

在这里需要深层缝合至颞深筋膜。这个缝合倾斜着向下并且向内朝着颧骨部的脂肪垫。这个脂肪垫被认为比其周围的皮下脂肪更具有纤维样硬度。在预先标记好的外眦下 2cm 处，缝合的方向反转，然后向外上方缝合。这个缝合环的外形是窄的 "U" 形，最后回到它的起点。

打结也需要采用最大的张力，与前两个缝合一样。在完成好荷包缝合术后，对前面的在 SMAS 筋膜及眼轮匝肌内的手术窗口用 4-0vicryl 线来缝合，以避免明结。一些在手术中形成的凹陷可以通过手术剪刀在皮下分离凹陷边缘来消除。如果在皮下有凸起或不平整，这时可以通过仔细地应用 4-0 vicryl 线缝合和剪刀稍微修剪来平整。

皮肤重新披盖术及多余皮肤的切除

皮肤在垂直方向的重新披盖是 MACS 手术的最重要特点之一。由于对 SMAS 筋膜的悬吊几乎是完全垂直的，所以重新披盖皮肤和皮肤的切除方向与其长轴相同将会起到一个皮下组织重塑的作用。在传统的面部提升术中，皮肤的重新披盖通常是水平方向的，这就导致在耳垂区域产生了过多的皮肤，迫使需要有一个在耳后区域很大的皮肤切除（图 9-9，9-10）。

颊部皮瓣的切缘是曲线形的，它将被缝合在颞部发际线边界的 "Z" 形切口边缘上。"Z" 形切缘在与邻近的颊皮瓣线形切缘缝合时会展开，从而使两个不同长度的切缘可以很好地吻合，这样也就减少了猫耳的产生。同时向上提拉的耳垂也被颊皮瓣牵拉而复位（图 9-2）。缝合吻合口的方式是从切缘的上端向下用

4-0 vicryyl 线间断埋线缝合。

　　水平切缘是通过 5-0 尼龙线采用水平褥式的方式缝合的。在颊皮瓣上的进针间距要比颞侧皮肤的进针间距稍大，以弥补两者边界长度的不等。在切缘的最低点处需要插入一个引流用的硅胶管，以将引流液排至耳后那些较为疏松的包扎敷料上，24h 后将引流管和敷料一起去除。将剩余部分的切缘单独用 6-0 尼龙线来缝合。在需要进行微创颞部提升术时（见下），应该先延缓颞部皮肤的切除，直到颞部提升术处消除了一部分眼角旁凸出的皮肤之后再切除，从而减少颞侧发际线前切口处猫耳的形成。

微创颞部提升术

　　在多数包括面中部的垂直皮肤提升术中，常出现

眼眦周围区域的皮肤过多，这可以加重手术前即已存在的颞部头套样的皮肤隆起。这时另做一个颞部皮肤提升术是很有必要的。利用 Alian Fogli 所设计的帽状腱膜术式可以取得很好的对颞部皮肤的提升。我们在手术中也做了一些针对皮下组织分离平面以及皮肤披盖方向上的改良。

　　微创颞部提升术的要素是应用帽状腱膜作为前额皮肤的附着点对眉毛外侧 1/3 的皮下组织提升。在头盖部分的组织分离位于帽状腱膜下水平，在接近需要剥离的尾部区域其分离的水平在皮下组织处。这两个水平之间的过渡应当在眉毛外侧缘至少 2cm 处，这样可以保证面神经额支不受损伤。

手术技巧

　　在微创面部皮肤提升术中，（尾部）皮肤的分离

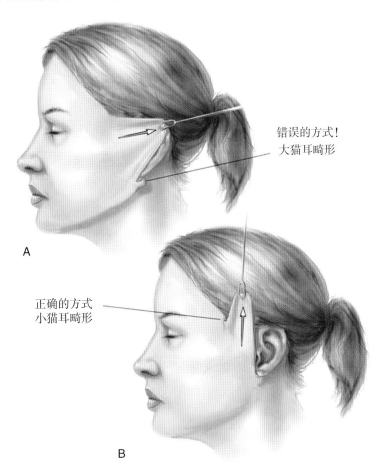

图 9-9　计算机模拟微创面部 MACS 提升术中两种不同方式的皮肤披盖：当采用向后方倾斜的方向披盖时，可见在耳垂下形成了猫耳（A），这时就需要延长皮肤切口并在耳后重新披盖加以矫正；当向垂直方向披盖时，在耳垂区域不会形成猫耳，并且在颅骨处很小的猫耳可以很方便地用稍微延长的颞侧小切口来予以矫正

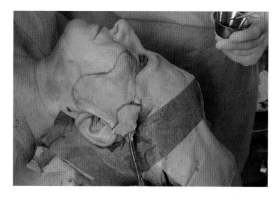

图 9-10　手术野图片：MACS 皮肤提升术中的垂直皮肤披盖。皮肤增多的方向主要是垂直方向的增多，而在水平方向增多得很少。在耳垂处不存在水平方向的猫耳形成，所以不需要对耳后的皮肤进行扩展、披盖以及切除

应当在安全的浅表皮下组织进行。在眉毛外侧 1/3 上方的被毛发区做一个 4cm 的水平切口。皮下分离的层面应当在帽状腱膜下直至过渡线。在帽状腱膜处分离时，手术剪的尖端应当向上，并且在横断该腱膜时应用非惯用手的中指作指引。分离时如果有出血，就予以烧灼止血。用 2-0 vicryl 线的 "U" 形缝合将横断的筋膜颅侧缘悬吊至头皮切口处的近端帽状腱膜。需要切除数毫米皮肤以减轻皮肤切口远端的隆起，当然不必完全消除这一隆起，因为后者随着 vicryl 线的吸收会自然消退。皮肤切口的缝合用 3-0 尼龙线，与面部提升术的缝线一起，在术后的第 6 天予以拆除。

下睑镊夹成形术

在进行扩展型 MACS 手术时，对颧骨隆起区域的

皮肤组织是一个垂直向上方向的提升，这样就造成了下睑区域的皮肤皱褶隆起。这些多余的皮肤可以通过医用镊子挟捏法来估计，并且用亚甲蓝来标记。对多余皮肤的切除是通过传统的下睑成形术来完成的。从眼轮匝肌处分离皮肤，在无张力的条件下进行皮肤垂直方向的重新披盖并切除多余部分。最后，用 5-0 尼龙线对皮肤切口进行皮内缝合。

包扎

对切口用消毒纱布疏松地包扎。用无压力绷带包裹 18 ～ 24h，同时在最初的 4h 内用冰袋对伤口进行冰敷，以减少术后的肿胀和血肿形成。在术后的第一天，去除敷料后，对伤口进行消毒，并且清洗患者的头发。此后，患者就完全可以洗淋浴和洗头了。

手术步骤

- 浸润麻醉。
- 颏下区吸脂。
- 必要时移植颗粒脂肪。
- 皮肤分离。
- 放置 2 ～ 3 个附着点在颧弓上方颞深筋膜处的 O-PDS 荷包缝合术。
- 必要时予以微创颞部提升术。
- 皮肤重新披盖和切除多余皮肤。
- 缝合伤口。
- 下睑镊夹成形术。
- 辅助手术（上睑成形术、皮肤修整术、提唇术等）。

疗效

病例 1

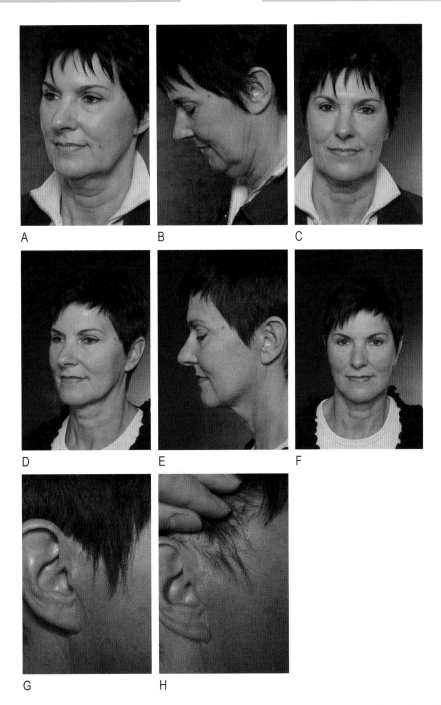

图 9-11 （A-C）手术前情况：55 岁老年女性，下面部皮肤松弛和脂肪浸润。（D-H）手术后情况：进行了单纯型
MACS 提升术（2 个荷包缝合）和下颏区及下颊区抽脂术后 3.5 年。在患者保留短发及向后梳头时可见
在耳前和颞部发际线区遗留很短且不明显的瘢痕

病例 2

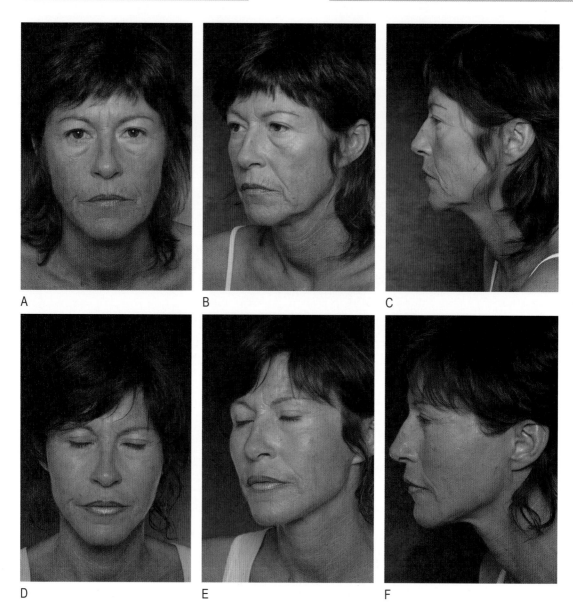

A　　　　　　B　　　　　　C

D　　　　　　E　　　　　　F

图 9-12 （A-C）手术前情况：50 岁老年女性，面部松弛、皱缩，上、下睑松弛，眉毛尾端下垂，口周皱纹。
（D-F）手术后情况：在做了扩展型 MACS 提升术（3 个荷包缝合）和下睑镊夹成形术、结膜脂肪祛除术、上睑成形术、微创颞部提升术、颧骨区（6ml）、上唇处（1ml）、下唇处（3ml）、法令纹处（2ml）脂肪移植术以及铒激光上唇表面换肤术后 1 年

病例 3

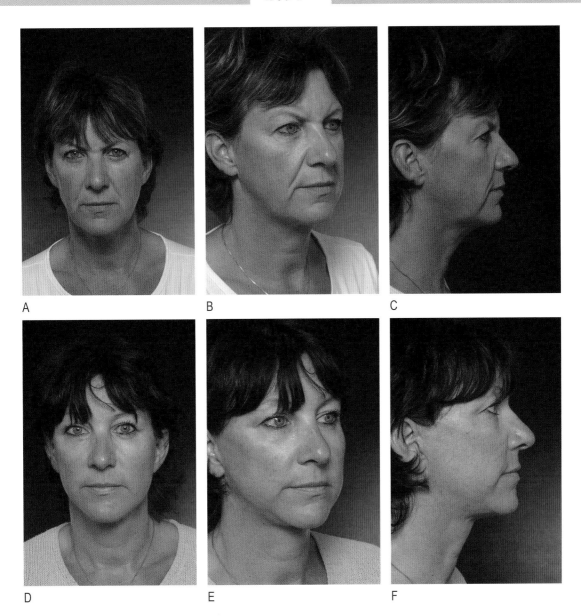

A　　　　　　　　　B　　　　　　　　　C

D　　　　　　　　　E　　　　　　　　　F

图 9-13 （A-C）手术前情况：48 岁老年女性，中度皮肤松弛，鼻唇沟、法令纹和颏唇沟明显，皱眉肌及降眉肌肥大，内侧眉毛低垂。（D-F）手术后情况：做了提眉术、扩展型 MACS 提升术（3 个荷包缝合）、下颏部抽脂术和脂肪移植术后 1 年。脂肪移植的部位分别为下睑（1ml）、颧骨部区域（6ml）、鼻唇沟（4ml）（加皮下分离术）、法令纹（3ml）和颏唇沟（2ml）

病例 4

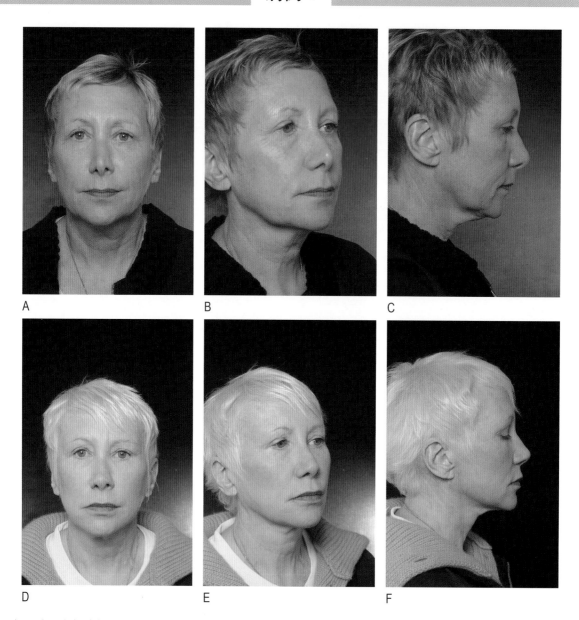

图 9-14 （A-C）手术前情况：56 岁老年女性，全脸肌肉松弛，皮肤皱缩，下颏及颈部皮肤松弛。既往曾于外院
接受两次鼻部成形术。（D-F）手术后：在做了扩展型 MACS 提升术（3 个褥式缝合术）和下睑镊夹成
形术、下颏区和下颊部抽脂术、微创颞部提升术，以及脂肪移植术，包括上睑内侧（0.8ml）、泪沟处
（0.8ml）、颧骨隆起处（6ml）、上唇处（4ml）、苍白圈处（1ml）、下唇处（6ml），以及第三次开放性鼻
甲软骨移植鼻尖部成形术后 18 个月

手术后缺陷及如何矫正

在应用 MACS 手术时最大的障碍之一就是可能在颈部没有足够的皮肤来重新披盖。如果照上所述进行垂直提升的话，通常超过 95% 的患者不存在这个问题。然而，对少数颈部皮肤萎缩、皮肤质量不好的患者来说，这就不一样了。在实行完这种手术后，这些患者中有些人会出现从耳垂往下的垂直皱褶。当然这可很容易地通过后颈成形术来改善。在这种手术中，在枕后部发际线处对皮肤做"Z"形切口，由此做皮下分离直至垂直皱褶之上。接下来，还需要对皮肤进行重新披盖以及用 d'Asumpcao 镊子来估计多余的皮肤并将其切除。对伤口的缝合则用 4-0 vicryl 线和 5-0 尼龙线（图 9-15）。

在特殊情况下，如果我们碰到一个脖子很粗的患者，这时就需要一个开放的脂肪切除术了（图 9-16）。医生应当毫不犹豫地在颏下做一个小切口，对颈阔肌前有时甚至是颈阔肌下的区域进行开放的脂肪切除，在耳垂之间进行大面部的分离，以取得较为令人满意的效果。在 MACS 手术后，可以重新垂直披盖皮肤，并且不需要切除耳后的皮肤。

术后护理

如前所述，在手术后 24h 后去除伤口的敷料，去除敷料后就不需要任何的包扎或压迫了。为了减少术后疼痛，我们建议必要时给患者服 1g 对乙酰氨基酚。有时患者不需要服用任何止痛药，因为在手术时做浸润麻醉所用的长效罗哌卡因可以维持 12～18h 的止痛效果。然而，患者在术后，可以感觉到颊部的紧绷感以及张口受限。建议患者在术后前 5 天内吃软质食物。手术后第 6 天拆线。如果是单纯型 MACS，平均 2 周以后就可以参加社会活动，如果是扩展型，则需要 3 周。

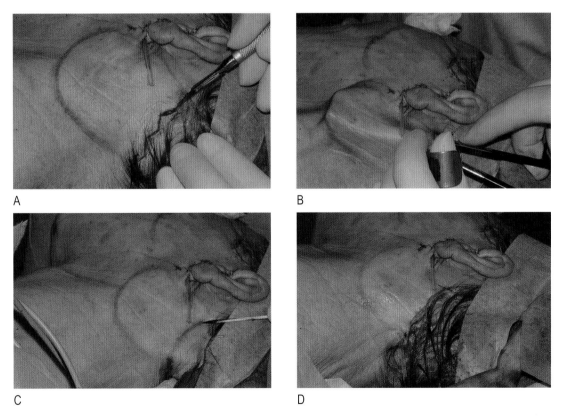

A　　　B

C　　　D

图 9-15　颈部成形术：颈部发际线处"Z"形切口。用整容手术剪使 MACS 提升术的手术切口与皮下组织分离。将皮下组织行卵圆形分离，直至超过垂直的皮肤皱褶。需要通过一个 d'Asumpcao 医用镊子来矫正皱褶。在放置好一根硅胶引流管后，对标记好的多余皮肤予以切除，术后用 4-0 vicryl 线 5-0 Ethilon 线缝合

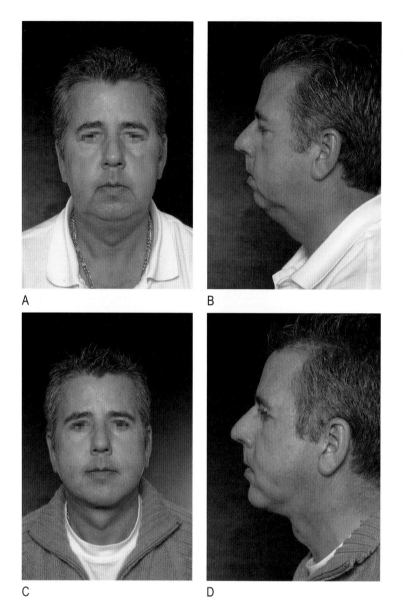

A

B

C

D

图 9-16　缺陷：开放性抽脂术的适应证。（A-B）手术前正侧位观：下部、中部、上部 1/3 的面部皮肤普遍松弛，颈部皮肤重度脂肪浸润。（C-D）手术后正侧位观：扩展型 MACS 提升术、微创颞部提升术、通过颏下部切口完成的开放性颈部抽脂术以及颈部皮肤广泛分离和重新披盖后 2 个月。不需要做耳后部皮肤切口并披盖

■ 总结

　　MACS 手术是一种针对面部中部及下 1/3 区域的简单而又安全的整形手术。由于它是一个纯粹的垂直方向的面部提升并且不带有来自任何侧方的张力，所以可以产生一个很自然的效果而很少带有提升术的痕迹。整个手术可以在局麻下进行，手术时间只需要

2～2.5h。手术的效果可以通过与其他的手段如微创颞部提升术、激光嫩肤、颗粒脂肪移植术等的协同作用来提高。与其他更为激进的面部提升术相比，我们可以看到 MACS 在恢复时间和病程上明显缩短。在效果上，它有着与其他传统手术一样的稳定性。

（卢　忠　朱荣艺 译）

推荐阅读文献

Aston SJ, Bernard RW, Casson PR et al. Secondary face lift. Panel discussion. Aesthetic Surg J 2002; 22; 277–283.

Baker D, Massiha H, Nahai F et al. Short scar face lift. Panel Discussion. Aesthetic Surg J 2005; 25; 607–617.

Baker DC, Hamra ST, Owsley JQ et al. Ten year follow-up on the twin study. Panel presented at Annual Meeting of the American Society for Aesthetic Plastic Surgery; April 2005, New Orleans, Louisiana, USA.

Besins T. The 'RARE' technique (reverse and repositioning effect): the renaissance of the aging face and neck. Aesthetic Plast Surg 2004, 28(3): 127–142.

Camirand A, Doucet J. A comparison between parallel hairline incisons and perpendicular incisions when performing a face lift. Plast Reconstr Surg 1997; 99: 10–15.

Coleman, SR. Structural Fat Grafting it Louis: Quality Medical; 2004; 295–297.

Coleman SR. Structural fat grafting: more than a permanent filler. Plas Reconstr Surg 2006; 1883: 108S-120S

Connell BF, Semlacher RA. Contemporary deep layer facial rejuvenation. Plast Reconstr Surg 1997; 100: 1513–1523.

Feldman JJ. Neck Lift. St Louis: Quality Medical; 2006.

Fogli A. Temporal lift by galeopexy. A review of 270 cases. Aesthetic Plast Surg 2003, 27(3): 159–165.

Gonzàlez-UlloaM, Flores ES. Senility of the face: Basic study to understand its causes and effects. Plast Reconstr Surg 1965, 36: 239–246.

Isse NG. Endocopic forehead lift: Evolution and update. Clin Plast Surg 1995; 22: 661.

Labbé D, Franco RG, Nicolas J. Platysmasuspension and platysmaplasty during neck lift: anatomical study and analysis of thirty cases. Plast Reconstr Surg. 2006; 117: 2001–2009.

Matarasso A, Hutchinson O. Evaluating rejuvenation of the forehead and brow: An algorithm for selecting the appropriate technique (follow up). Plast Reconstr Surg 2003; 112: 1467.

Paul MD, Calvert JW, Evans G. The evolution of the midface lift in aesthetic plastic surgery. Plast Reconstr Surg 2006; 117: 1809–1827.

Pessa JE. An algorithm of facial aging : verification of Lambros' theory by three-dimensional stereolithography, with reference to the pathogenesis of midfacial aging, scleral show, and the lateral suborbital trough deformity. Plast Reconstr Surg 2000, 106(2), 479–488.

Singer D, Sullivan P. Submandibular gland I: an anatomic evaluation and surgical approach to submandibular gland resection for facial rejuvenation. Plast Reconstr Surg 2003; 112: 1150–1154.

Tonnard PL, Verpaele A. The MACS-lift short scar rhytidectomy. St Louis: Quality Medical Publishing; 2004.

Tonnard PL, Verpaele A. Optimizing results from minimal access cranial suspension lifting (MACS-lift). Aesthetic Plast Surg 2005; 29: 213–220.

Tonnard PL, Verpaele A et al: 300 MACS-lift short scar rhytidectomies: analysis of results and complications. Eur J Plast Surg 2005; 28, 198–205.

Verpaele A, Tonnard PL, Pirayesh A, Guerao FP, Gaia S. The third suture in MACS-lifting: making midface lifting simple and safe. JPRAS 2007; 60:1287–1295.

10

内镜提眉术

Renato Saltz，Mark A. Codner 著

要 点

- 与提眉术及额部年轻化相关的眉毛美学和手术选择。
- 内镜提眉术的理想适应证。

- 前额及眼周的解剖。
- 内镜眉部年轻化手术的 4 个关键步骤及技巧。
- 远期效果及并发症。

病例选择

从 1993 年 Luis Vasconez 发明了内镜技术以来，我再也没做过开放式的提眉手术。目前包括眉部在内的所有面部年轻化手术我都通过内镜技术完成，内镜额部提升术的最佳适应人群是额头平坦（有平坦的额骨）、发际线无后缩（发际线低）并且前额没有多余皮肤的人。在高发际线和男性型脱发的情况下，会增加暴露和移动眉间肌的难度。

其他额部年轻化技术包括开放式冠状入路手术、经颞提眉术、经眉直接手术、去除皱眉肌的经上睑提眉术以及肉毒杆菌毒素注射。选择病例时，需注意两个问题，一个是上睑下垂，另一个是额纹及眉间纹。

适应证

对眉毛理想外形和位置的看法会因年代和文化的不同而异，因此，关于眉毛美学很难有统一的定义，应结合性别、年龄、种族、眼眶的形状以及面部比例来进行评估。目前我们认为理想的眉部美学标准是眉头处于或者低于眶缘，同时位于内眦之上，在外 2/3 处有一个圆润的眉峰并过渡至眉梢，眉尾要高于眉头（图 10-1）。随着容颜衰老，眉毛逐渐下垂，眼眶凹陷，皮肤集中皱缩于眶缘外侧，形成所谓的"颞部头巾"样外观。眉毛下垂、眉毛不对称、"颞部头巾"样外观和前额皱纹都是额部年轻化及提眉术的适应证（图 10-2）。

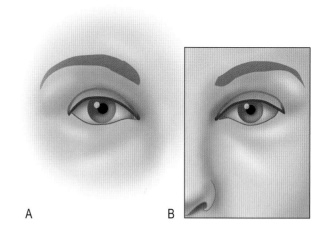

图 10-1 眉毛美学。理想的女性眉形应位于眶上缘，眉峰与角膜外缘垂线垂直，眉尾在经鼻翼至外眦的连线上

A　　　　　B

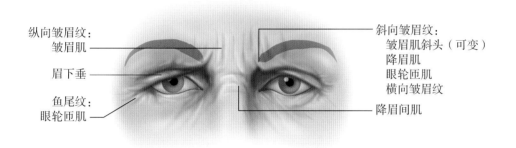

纵向皱眉纹：
皱眉肌

眉下垂

鱼尾纹：
眼轮匝肌

斜向皱眉纹：
皱眉肌斜头（可变）
降眉肌
眼轮匝肌
横向皱眉纹

降眉间肌

图 10-2 随着年龄的增长，眉毛可发生相关的变化。它们包括眉下垂、起皱、纵向或斜行的皱眉纹及鱼尾纹

解剖

医生应对额部及眶周的解剖情况非常了解。颞嵴与颞部融合线相连，颞部融合线是覆盖于其上的软组织的深部骨性附着点。为了充分游离眉毛外侧段和颞部组织，应将颞部融合线游离到眶上缘水平。由于此处有眶上韧带附着，也应一并将其加以游离以提升眉毛及前额（图 10-3）。

在内镜提眉术中会碰到并需要保护的神经包括：两条主要的感觉神经，即眶上神经和滑车上神经，以及面神经的主要运动支和面神经额支。切开时应小心保护好这些神经。进行帽状腱膜下分离时，向两侧剥离至颞部融合线，分离层次在面神经额支的深面；向下分离达哨静脉水平，保持分离平面位于颞深筋膜浅层的浅面。这样可确保不会因为切断和牵拉而造成面神经额支功能丧失。眶上缘距正中线 2.5cm 和 1.5cm 处分别是眶上神经和滑车上的神经血管束的出颅位置，

在此处应轻柔地进行骨膜下剥离，以防损伤上述结构（图 10-4）。

哨静脉位于颞下间隔下层，几乎与面神经额支在同一水平。额部肌肉包括额肌、降眉间肌、皱眉肌斜头及横头、降眉肌和眼轮匝肌。额肌负责眉的提升，而其他肌肉则起到不同程度的降眉作用。当对眉和额部进行游离、移位以提升眉毛时，需要切断和减弱降眉肌群的作用，这同时也会矫正动力性眉下垂和改善眉间皱纹（图 10-5）。

手术技巧

术前准备

经过充分的术前谈话并签署知情同意书后，在患者立位的状态下，在其面部做好标记以备术时用：在

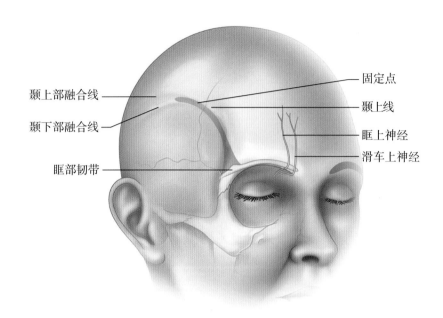

颞上部融合线

颞下部融合线

眶部韧带

固定点

颞上线

眶上神经

滑车上神经

图 10-3 眉部结构性标志。颞部融合线位于颞部深筋膜与骨膜的结合处，必须松解该处才能移动眉毛的位置，也必须同步松解位于眶上缘侧方的眶部固定韧带

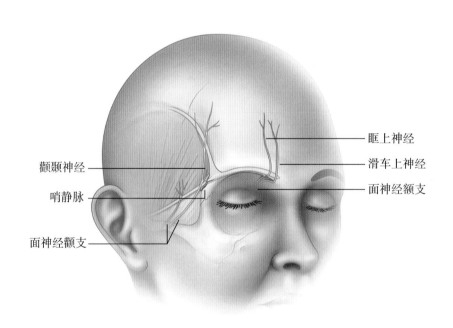

颧颞神经

哨静脉

面神经颞支

眶上神经

滑车上神经

面神经额支

图 10-4 支配眉毛的感觉及运动神经，分离时应保护好眶上神经及滑车上神经。面神经额支位于颞部深筋膜的前方

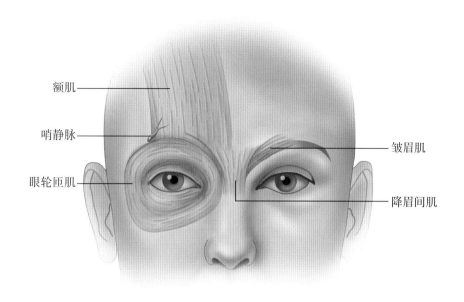

额肌

哨静脉

眼轮匝肌

皱眉肌

降眉间肌

图 10-5 眉部肌群，包括与眉毛运动相关的肌群。皱眉肌与降眉间肌的收缩分别产生纵向与横向的皱眉纹

上外侧矢状线方向上，在经鼻翼到外眦并延长至颞部的发际线内约 2cm 处标记颞部切口。在上述标记线的内侧各画一条 2cm 的曲线。将旁正中切口标记于前额的发际线内，并位于经过瞳孔中点的垂线上。可在与旁正中切口对应的发际线外标记一条 1cm 的垂线，用以提示该切口（图 10-6）。

识别滑车上神经以及眶上神经的位置并标记。当眶上神经深支延伸至发际线时也应做标记，大概在颞顶线内侧 1cm 处。术前评估时如果发现患者的眉毛不对称，应该进一步检查以明确是真正的眉毛不对称，还是有潜在的单侧上睑下垂。后者会出现同侧眉毛上提，以对抗上睑下垂。在修复上睑下垂时常常还需要平衡两侧眉毛的位置，以避免其中一侧眉毛矫枉过正。

麻醉

通常使用气管内插管状态下的全身麻醉，将上牙用牙线做好保护。麻醉液由 2% 利多卡因 20ml、0.25% 布比卡因 20ml、肾上腺素 1ml 混合于 140ml 生理盐水而成。先注射一个皮丘，然后用 20 gauge 腰椎穿刺针注入麻醉液。备皮并覆盖无菌手术单，同时用无菌塑料布包裹气管导管以确保其无菌状态。这样，无论头转向任何一侧都不会影响操作。

设备

随着内镜提眉术基本取代了开放式提眉术，一些辅助设备也应运而生。在诱导全身麻醉之前先要检测设备，也应准备好备用设备。装在手推车上的可视化内镜设备包括：一台监测器（高清晰度为佳）、一台三芯片相机、光源、具有拍照功能的数码录像设备、电凝套组和吸引器（图 10-7）。其他辅助设备还包括：一个内镜、一根最普通的带有内镜护套的 4 ～ 5mm 30° 的霍普金棒、相机接头、光源接头、内镜剥离器、内镜手术镊、咬骨钳以及一个可伸展 Durden 负压吸引电烙器。用来固定的器件包括一个凿皮质隧道的钻头、一个在固定临时螺帽时用的钻头、一个供五爪固定钉或者其他各种固定手段使用的钻头。应将内镜手推车放置于手术床床尾，外科医生在手术床床头操作。

技巧

提眉术主要分为四个步骤：

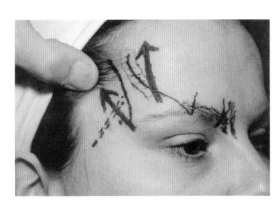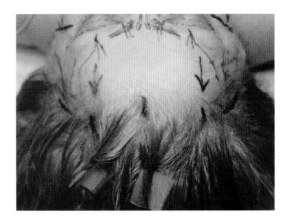

图 10-6 术前准备。在皮肤上标记感觉神经与运动神经的走行。此外，也应描出将眉毛拟提升至何处。旁正中切口应位于提升后理想眉峰所经过的垂线上

- 从额骨到眶上缘进行骨膜下钝性分离。
- 在内镜可视状态下小心分离，铺展眶上缘骨膜。
- 在内镜可视状态下进行肌肉切除。
- 缝合颞部及旁正中切口。

麻醉后约 20min 开始手术，以保证达到最大的血药浓度。通过颞部切口，可在颞部深筋膜之上进行直视下分离。结束颞部及沿额部骨膜表面的钝性分离后，再去除颞顶部上的软组织，这样，颞部及额部两个部位就连通了（图 10-8）。在这一点上，使用 4mm 30° 内镜探头继续进行分离。标记出哨静脉并注意保护（图 10-9）。找到"融合"韧带后，用内镜剪将其离断。手术操作要轻柔，注意辨别并避免损伤眶上神经。笔者不会离断皱眉肌间的骨膜附着组织，这样可以减少眉头的提升，以避免出现所谓的"惊奇面容"。在这一点识别出皱眉肌并将其全部切除（图 10-10）。在操作过程中，应以手在外部按住皮肤并轻压以感触操作深度，可避免在内镜下进行皱眉肌切除时损伤真皮及划出刻痕。万一皮肤非常薄，出现了皮下划痕，建议立即进行脂肪移植并缝合固定。

至此，手术医生应清楚外侧段眉毛的活动性，并且要保证两侧眉毛外形对称，以及外侧段活动度相等。从位于外上方的颞浅筋膜（和帽状腱膜）向颞深筋膜方向用三个间断 Mersilen 缝合将颞部固定。可对下方的头皮瓣膜中部做三角楔形切除以避免眉毛外侧段留下组织过多。用五爪固定钉（接合系统）来固定旁正中切口（图 10-11）。此时，尽管患者仍然处于全麻状态，仍应取坐位以检查眉毛的对称性及位置是否适当。

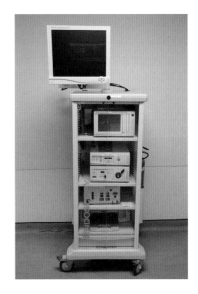

图 10-7 内镜手推车。它装备有监测器、光源、摄录机、照相机托盘、打印机以及电凝设备

对比两侧的方法包括测量瞳孔中点至眉中部最高点的距离、对比眉毛外侧段至眉尾的走向。用 4-0 羊肠线关闭切口。将患者的头发用洗发香波洗净后，推入术后恢复室。不需要外用敷料。

手术步骤

- 术前标记好切口、眉毛拟提升的位置，以及眶上神经和滑车上神经分支的走行。
- 用 2% 利多卡因 20ml、0.25% 布比卡因 20ml、肾上

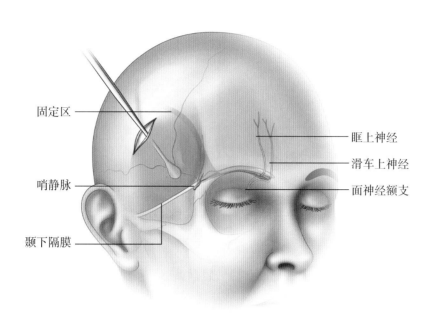

固定区

哨静脉

颞下隔膜

眶上神经

滑车上神经

面神经额支

图 10-8　分离颞部固定区。骨膜分离器在侧方时应走行于颞深筋膜的表面，在中部则走行于骨膜表面。剥离结束后，对颞部融合线进行由外向内的松解

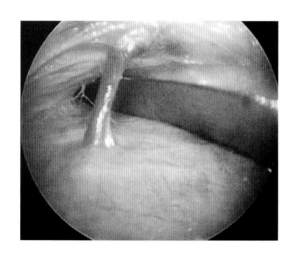

图 10-9　哨静脉。在内镜分离过程中会遇到哨静脉，识别哨静脉的前提是标记正常面神经额支的走行。在手术过程中不能越过面神经额支

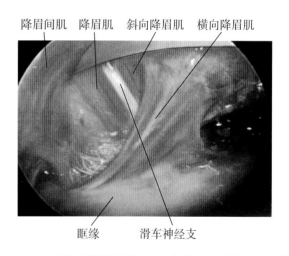

降眉间肌　降眉肌　斜向降眉肌　横向降眉肌

眶缘　滑车神经支

图 10-10　内镜下的皱眉肌。在内镜下，皱眉肌可能被抓钳切断。另外，还要小心操作，以避免损伤眶上神经或滑车上神经

病例 3

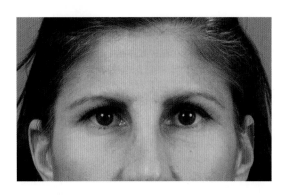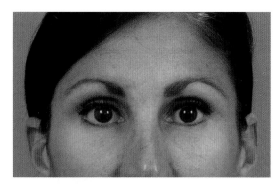

图 10-14 女性患者，有眉毛下垂、外侧睑松垂及鱼尾纹。行内镜提眉术及双上睑成形术后 6 个月，眉睫间距增大，眉毛外形较前美观，眉尾老化及皱纹情况也同步得到改善

可能问题及对策

尽管有诸多优势，但内镜额部年轻化及提眉术并非没有并发症。由于采用了永久性固定技术的应用，复发的概率早已下降。通过保留中线骨膜桥和避免对那些眉毛内侧段活动度大或额肌中部过度活跃患者的旁正中切口的固定，"惊奇面容"也得到了解决。在笔者的手术中，弃用经皮钻孔固定术，改用完全潜在的五爪钉设备，则不再发生秃发现象。秃发是在使用螺帽固定技术时对局部头皮施压不当所致。

坊间有报道曾将内镜眉毛提升术中颅内出血的原因归咎于皮层隧道固定技术。损伤滑车上神经及眶上神经导致的暂时性感觉异常是另一个潜在的并发症，可以通过如下方式将其发生率降到最低：充分开大头皮切口，以避免损伤眶上神经深支，同时剥离组织时要轻柔，并细心地用内镜将软组织归位。选择骨膜下平面进行分离，可保证前额皮瓣的血供，因此，骨膜下分离能最大程度地为皮瓣供血，同时还使眶上神经深支的损伤风险降到最低。偶尔可出现暂时性的感觉障碍及额肌稍微不平整，但常在 2 ~ 3 周内得到改善。用缩短上睑提肌治疗上睑下垂时，也会因为改善眼睑的位置而起到提眉作用，进而改善双侧眉不对称

的问题。

术后护理

在术后最初的 48 ~ 72h 内应使用止痛药，同时局部冰敷以减轻术区和头部的疼痛。应垫高患者头部以减轻静脉充血，并能促进淋巴回流。术后第一个 72h 内由专业的淋巴按摩理疗师进行淋巴按摩，可减轻水肿、淤青，增加患者的舒适度并促进愈合。

结论

内镜额部年轻化及提眉术有很多优点。借助内镜的放大作用，可提供优良的暴露面来游离眶部组织，与传统的开放式冠状入路提眉术相比，其手术瘢痕小，脱发、头皮感觉异常的风险降低。在最近的 15 年里，该技术又得到了改进，配备了更好的固定器件，医生对它的长期效果有了深入的认识，并发症进一步降低，为人们治疗老化的前额及眼睑下垂、眉毛不对称提供了更为简单、安全的办法。

（付 俊译）

推荐阅读文献

Bostwick J III, Nahai F, Eaves F III. Endoscopic Brow Lift in Endoscopic Plastic Surgery. St Louis: Quality Medical Publishing, 1996.

Core GB, Vasconez LO, Askren C et al. Coronal face lift with endoscopic techniques. Plastic Surg Forum 1992;25:227.

Chajchir A. Endoscopic subperiosteal forehead lift. Aesthetic Plast Surg 1994;18:269.

Daniel RK, Tirkanits B. Endoscopic forehead lift: An operative technique. Plast Reconstr Surg 1996;98:1148.

Del Campo AF, Lucchesi R, Cedillo Ley MP. The endo-facelift: Basics and options. Clin Plast Surg 1997;24: 309.

Isse NG. Endoscopic forehead lift. Presented at the Annual Meeting of the Los Angeles County Society of Plastic Surgeons, Los Angeles, Sept 12, 1992.

Isse NG. Endoscopic facial rejuvenation: Endoforehead, the functional lift. Case reports. Aesthetic Plast Surg 1994;18:21.

Isse NG. Endoscopic forehead lift: Evolution and update. Clin Plast Surg 1995;22:661.

Knize DM. Limited-incision forehead lift for eyebrow elevation to enhance upper blepharoplasty. Plast Reconstr Surg 1996;97:1334.

Mackay GJ, Nahai F. The endoscopic forehead lift. Oper Tech Plast Reconstr Surg 1995;2:137.

Matarasso A, Matarasso SL. Endoscopic surgical correction of glabellar creases. Dermatol Surg 1995;21:695.

Paul MD. Subperiosteal transblepharoplasty forehead lift. Aesthetic Plast Surg 1996;20:129.

Paul M. The evolution of the brow lift in aesthetic plastic surgery. Plast Reconstr Surg 2001;108:1409–1424.

Ramirez OM. The anchor subperiosteal forehead lift. Plast Reconstr Surg 1995;95:993.

Ramirez OM. Endoscopically assisted biplanar forehead lift. Plast Reconstr Surg 1995;96:323.

Rohrich RJ, Beran SJ. Evolving fixation methods in endoscopically assisted forehead rejuvenation: controversies and rationale. Plast Reconstr Surg 1997;100:1575.

Trinei FA, Januszkiewicz J, Nahai, F. The sentinel vein: An important reference point for surgery in the temporal region. Plast Reconstr Surg 1998;101:27.

Vasconez LO. The use of the endoscope in brow lifting. A video presentation at the Annual Meeting of the American Society of Plastic and Reconstructive Surgeons. Washington, DC, 1992.

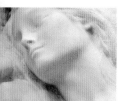

11

微创面部年轻化中浅表肌腱膜系统的治疗

Salvatore J. Pacella，Farzad Nahai，Mark A. Codner 著

要 点

- 了解面部的基本解剖结构，包括 Mitz 和 Peyronie 在 1976 年描述的浅表肌腱膜系统（SMAS）、颈阔肌以及面部支持韧带。
- 认识面部提升术所涉及的面部支持系统的结构。
- 评估包括 SMAS 直角折叠术、SMAS 侧面切除术、SMAS 扩展、SMAS 高位折叠等在内的不

- 同的 SAMS 提升和悬吊技术，以及这些技术针对不同人群的适应证。
- 准确评价各个不同牵拉向量对于 SMAS 和皮瓣的重要性。
- 理解为何 SMAS 结构悬吊对于实现面部年轻化的自然和持久的效果十分重要。

介绍

老化面部的年轻化手术已在全世界范围内演变为最常用的美容外科手段之一。由于整形外科医生深入地认识和理解了面部的基本解剖结构，各种以治疗和改善面部老化为目标的技术在过去的数十年中得到了很好的发展。

起初，患者和医生都致力于通过收紧松弛的皮肤来达到改善老化面部的皮肤松弛的目的，而不是通过重建面部重要的基础结构来改善。结果，这些技术常常在患者的面部产生"拉得过紧"或被打上"风洞外观"的烙印。正如 Hamra 描述的侧向清扫那样，从鼻唇沟到耳前区收紧剩余的颞部和中面部松弛的组织可产生良好的外观。

与这些面部提升技术相关的重要挑战在于皮肤仅具有保持红润和覆盖深部组织的功能。皮肤固有的解剖弹性使得皮肤缺乏结构整体性，不足以对其深层下

垂的肌肉、脂肪或面深部支持结构产生支撑。而从解剖学来说，SMAS 则是一层本身无弹性的支撑结构。利用 SMAS 和颈阔肌来提升面部松弛的结构并塑造面部轮廓，无论对它们进行折叠、切除、延展、层状剥离等，可作为使张力从皮肤传递到无弹性组织的一种方法。结果表明，可避免与皮肤张力过高相关的所有问题，如瘢痕粗大、耳屏回缩、耳垂错位及面部紧绷等。

解剖

　　SMAS 是浅表面部筋膜中的一个确切的区域。浅表面部筋膜是一个连续贯穿于面颈部并延伸至颞部、唇部以及鼻部的独立结构层（图 11-1）。SMAS 在前额、颞部和头皮的部分被定义为颞筋膜（又名浅表颞筋膜），是分隔皮下组织与深部肌肉、面部深筋膜以及神经的结构。由于 SMAS 是颈筋膜浅层进入面部后向上的延伸，故由此推论，颞筋膜是 SMAS 进入颞区和头皮后的延伸。SMAS 最厚处覆盖于腮腺、颞区（颞筋膜）和头皮（帽状腱膜）；最薄处覆盖于咬肌和颧部，故在此区域切除 SMAS 时要格外小心，要为面部轮廓重建预留足够厚度的 SMAS 瓣。不同患者的 SMAS 层厚度往往有很大的差异，这取决于他们体格和面部皮

肤老化的程度。

　　从与面部皮肤老化相关性的角度，SMAS 常被分为固定部分和可移动部分。固定部分紧贴于腮腺上层，移动性差。移动部分位于腮腺内侧，直接覆盖于表情肌、面神经和腮腺导管上方，且不附着于这些结构，移动性强。这部分 SMAS 的张力和移动性形成了中面部和下面部的活动。

　　当切除这一区域的 SMAS 时，可显露出面部提升时的肌肉（眼轮匝肌、颈廓肌和颧大肌），它们的位置表浅并且受其深部面神经的支配。最深部的肌肉（颊肌、颏肌、提口角肌）受其表层面神经的支配。在剥离过程中，只要在这些肌肉上方进行 SMAS 提升，则损伤神经的可能性不大。

　　固有韧带的作用是将面部皮肤固定于正常的解剖位置，从深层固定的骨性位置走行至上方真皮内并在面部软组织之间穿行（图 11-2）。Stuzin 等描述了两种类型的固有韧带：一种为真正的骨 - 皮肤韧带，它将骨膜连接到真皮（如颧弓韧带和下颌骨韧带）；另一种为形成于深、浅两层使面部深层结构固定于真皮底部的筋膜交汇处的韧带（如穿越纤维隔将腮腺和咬肌连接于真皮底层的韧带）。为了充分提高 SMAS 的移动性，必须离断颧弓韧带（第一种类型）和腮腺咬肌

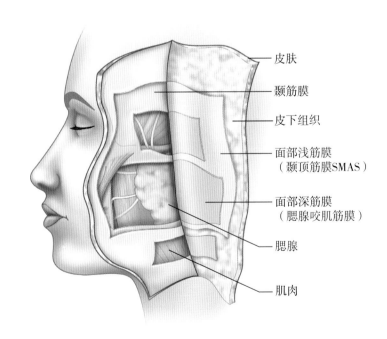

皮肤
颞筋膜
皮下组织
面部浅筋膜（颞顶筋膜SMAS）
面部深筋膜（腮腺咬肌筋膜）
腮腺
肌肉

图 11-1　浅表面部筋膜的解剖层次。图示颞筋膜、SMAS 和颈廓肌的连续性

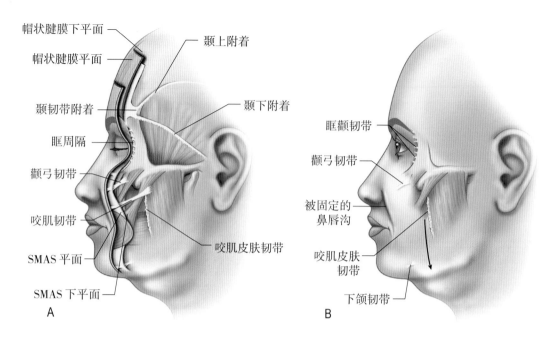

图 11-2 面部保留韧带解剖图。真骨韧带（如颧皮肤韧带）和形成筋膜聚集的筋膜（如咬肌筋膜）组成面部支撑结构性筋膜

韧带（第二种类型）（图 11-3）。

SMAS 处置的适应证

如选择传统或者微创面部提升技术进行 SMAS 治疗，患者处于健康状态，从而使手术风险最小化。SMAS 处置将会明显增加除皱手术的时间（根据应用的技术不同，大约额外增加 1 ~ 2h），并且患者将承受更多的麻醉和手术风险。一般而言，对深面部老化特征明显的患者，如有深度鼻唇沟、面颊与颈部呈钝角等，宜进行 SMAS 提升和悬吊（图 11-4）。

在除皱手术中对 SMAS 的处置有多种选择。对术者而言，完成皮下分离后决定 SMAS 的处置（即提升与折叠）常常很方便。就像进行连续缝合技术那样，可以直接评估 SMAS 的完整性。如患者很瘦，SMAS 则相当薄。进行皮下分离之后，可用镊子将较低位置的 SMAS 进行大幅移动以使其到达理想的位置。无论是通过平行于鼻唇沟的梭形轮廓还是通过以颞部与耳前线连线为轴线的三角形区域，在这两种情况下进行 SMAS 折叠缩短术都将非常有效。

为了避免 SMAS 大量破坏导致面神经分支的损伤，Baker 改进了横向 SMAS 切除术。一般而言，该

技术是沿着平行于鼻唇沟的一侧眼轮匝肌到下颌角线的连线，对 SMAS 进行梭形切除。此外，将乳突筋膜悬吊于颈廓肌以改善下颌部位的轮廓。该技术的优点包括简便易行，使手术风险最小化，同时可联合微创技术和提高效率。

低位 SMAS 技术，即将 SMAS 切口置于远低于颧弓的位置来治疗面颊下部，有中面部和口周治疗不充分的缺点。随后，这些技术因会诱发侧面的畸形而招致非议。高位 SMAS 分离技术具有在对中面部三角进行有效提升的同时对面部结构进行重组的优点。Stuzin 改进了 SMAS 延展技术，将 SMAS 切口置于颧弓下方，同时在上方延伸内侧三角形切口形成复合瓣，从而有效地提升颧脂肪垫和中面部。将一条带状 SMAS 横向分开并向后重新悬吊于乳突筋膜。Marten 和 Connell 推广了一项高位 SMAS 技术的应用，他们将 SMAS 切口置于颧骨水平，以更好地于侧向重新定位。这些技术有利于恢复上颊部轮廓的年轻化和改善鼻唇沟。

手术技术

术前标记标准面部提升切口。当使用标准面部提

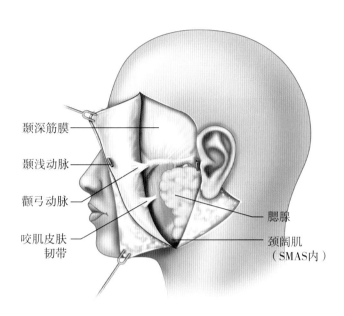

图 11-3　SMAS 提升术中保留筋膜示意图。图示保留筋膜与 SMAS 被提升的相关性

（图中标注）

颞深筋膜

颞浅动脉

颧弓动脉

咬肌皮肤
韧带

腮腺

颈阔肌
（SMAS内）

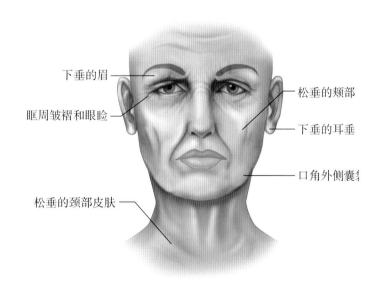

图 11-4　面部老化标志。提升和悬吊 SMAS 以及颈廓肌筋膜有助于改善面部审美的轮廓和改善面部老化的迹象

（图中标注）

下垂的眉

眶周皱褶和眼睑

松垂的颈部皮肤

松垂的颊部

下垂的耳垂

口角外侧囊

升切口时，在前面可根据术者的习惯在发际线设计切口线或者由上方进入颞部头发。在后面，切口线可沿着发际线或者进入枕部头发。当使用微创面部提升术时，接近下颌缘处的低位 SMAS 或颈廓肌可能是有限的。在选择了微创设计的实例中，患者常不需要常规的颈部提升或颈廓肌收紧，因此，SMAS 提升常在垂直方向进行。

SMAS 悬吊或折叠也可应用于皮下剥离或往往在深层颞筋膜进行颞部区域的剥离。在随后的病例中，保留颞肌中央瓣以保护位于颞浅筋膜层的面神经颞支（图 11-5）。在颞肌中央瓣侧面，可分离颞浅动脉以协助侧面的改善（图 11-6）。

根据颈部状况，在 SMAS 处置前也应该决定是否对颈廓肌前部进行处置。因为 SMAS 与颈廓肌处于

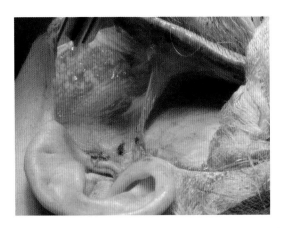

图 11-5 内颞肌皮瓣。由分离浅表颞筋膜下的颞侧分离和颧骨下方皮下平面组成。这种分离方式保护了面神经颞支

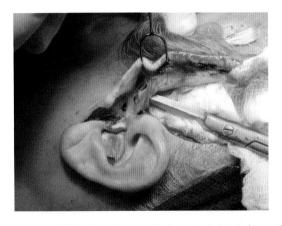

图 11-6 浅表颞动脉分离。在内颞肌皮瓣内侧，分离浅表颞动脉有助于进一步提升

同一个解剖层次，一个区域的治疗将会影响到另外一个区域治疗的结果。如果首先进行颈廓肌成形术，通常要防止下降的面颊部脂肪在颈部重新定位。经过 SMAS 处置后，面部浅表筋膜的移动度将会减少，使审美美轮廓丧失，无法改变其形态。如果在颈廓肌成形术之前进行 SMAS 处置，下降的面颊部脂肪将重新被定位于下颌缘，产生美观的下颌轮廓。笔者倾向于在颈廓肌成形术之前进行 SMAS 处置，因为这样可以降低切除颈部脂肪的需要，同时使前面颊部 SMAS 的移动度增强。

SMAS 折叠

在皮下层进行皮下组织剥离时，在皮瓣上应该保留一层薄的、不规则均匀的鹅卵石样脂肪层以维持血液循环供应。在此平面对这一夹层的剥离可使前腮腺 SMAS 更容易被识别。在术中通常需要决定进行折叠还是剥离 SMAS 皮瓣夹层。一般而言，若能够容易用镊子拎起和移动 SMAS，并将其重新移动 1 ~ 2cm，则 SMAS 能够成功地完成折叠。另一个指征是在颧部区域需要另外的填充，尤其是针对面部较瘦的患者。折叠术可以被设计成作为自体组织的自我添充，这恰恰是 Tonnard 和 Verpaele 所描述的对 SMAS 应用荷包缝合的具体例子（见第 9 章）。

折叠术中有多种选择。就部分而言，折叠术的设计应该取决于每一个患者所期望的美容效果。例如，如患者有较深的鼻唇沟和下颌部皮肤松垂，则应该设计成梭形折叠（图 11-7）。在该技术中，沿着由颧突斜行至下颌角的连线做手术标记。为了达到预期的折叠效果，围绕这条线设计梭形或者透镜状椭圆形切口。一般来说，首先缝合椭圆最宽处以衡量 SMAS 重新分布的范围。

SMAS 直角切除或者折叠

对于显著的面颊部皮肤下垂、中面部下降的情况，可选择性地设计应用微创梭形折叠术。当 SMAS 在牵拉实验中活动度良好时笔者更倾向于使用这种新颖的技术。做一个直角线，即沿颧弓下缘画线至耳前，然后在侧面部耳前区域向下转 90° 继续延伸（图 11-8）。随着 SMAS 的移动，可以以该直角三角形区域内任一点固定于直角顶点从而达到最理想的 SMAS 提

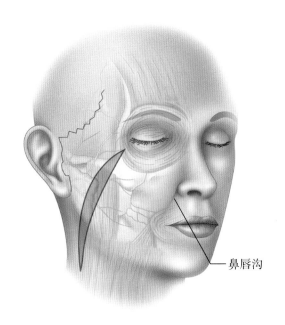

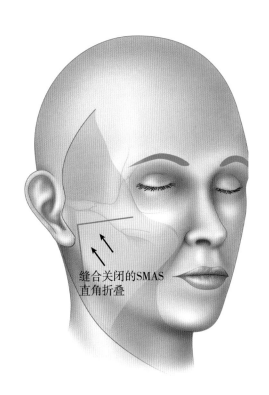

升效果。如果有大量的多余组织，可以对 SMAS 做三角形切除以达到更显著的审美轮廓。

采用永久或者半永久性间断包埋（4-0 聚酯纤维缝线）缝合切口，从而长期保持显著的效果（图 11-9）。SMAS 固定牢靠十分重要，同时要小心避免损伤腮腺咬肌筋膜，否则有损伤面神经分支的风险。完成折叠缝合后，需要进行外形修整缝合（沿折叠范围或沿下颌缘到乳突）。有趣的是，在折叠区域上部"猫耳"所产生的多余组织居然可以增加颧突部位的体积并产生美的颧部轮廓。

SMAS 侧面切除术

此项技术为 Baker 所推广并联合微创面部成形术，也能够应用于任何标准化的面部提升术。该技术的优点包括简单易行、可重复性强，损伤面部神经分支的风险小。切除的层次紧贴覆盖面神经分支的腮腺

———— 鼻唇沟

图 11-7　SMAS 梭形扩张。设计的梭形或者椭圆形平行于鼻唇沟，可以应用于 SMAS 折叠

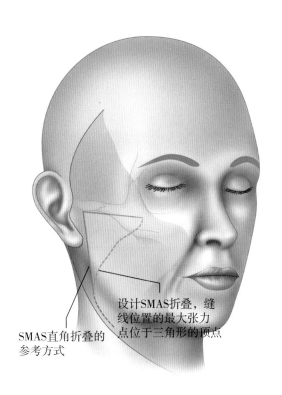

SMAS直角折叠的参考方式

设计SMAS折叠，缝线位置的最大张力点位于三角形的顶点

缝合关闭的SMAS直角折叠

图 11-8　SMAS 直角折叠。本图显示了作者最初和推荐的技术，如果 SMAS 可足够移动的话。应将折叠用于颧骨和耳前线之间 90°。将移动的 SMAS 缝合于三角顶点轮廓低面部和下颌区域

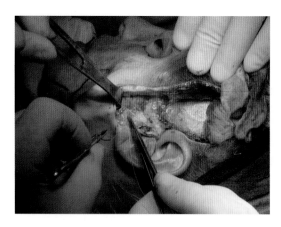

图 11-9 SMAS 直角折叠术的缝合。图示应用微创除皱术进行 SMAS 直角折叠术。应用埋线永久中断缝线（4-0 聚酯纤维缝线）

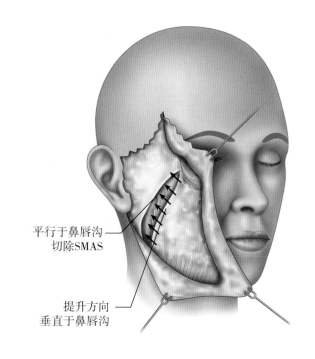

平行于鼻唇沟切除SMAS

提升方向垂直于鼻唇沟

图 11-10 SMAS 侧缘除皱术。在这个技术中，沿着平行于颧部突出到下颌鼻唇沟的位置切除 SMAS 和颈廓肌。如果在耳下咬肌筋膜上进行解剖，则面部神经损伤就会很小

咬肌筋膜浅面。切除的 SMAS 轮廓定位于从颧突到下颌角的咬肌前缘的切线上。根据 SMAS 的松弛程度，可设计切除最宽处为 2 ~ 4cm 的梭形范围（设计见图 11-7）。

设计完轮廓后，在面部浅筋膜层的 SMAS 水平从下至上进行切除，注意不要损伤深筋膜及腮腺咬肌筋膜。随后，切除一条覆盖于腮腺尾部和胸锁乳突肌表面的后部颈廓肌（几厘米长）（图 11-10）。

接下来要注意 SMAS 切除术后切口的缝合。首要的关键缝合是将颈廓肌固定于下颌角并向后上方推进，这一步骤同样采用永久间断包埋缝合。这种缝合有助于限定下颌外形并美化颌下区域的轮廓。闭合的方向垂直于鼻唇沟。在 SMAS 切除术缝合完毕后，耳后动脉区域的锥形底部可通过吸脂来美化轮廓。

SMAS 扩展剥离

Stuzin 所推广的 SMAS 扩展剥离具有提升颊部和颧部脂肪使其回到原解剖位置并保持美的轮廓的优点。解剖前可以浸润注射混合 1 : 20 万 U 肾上腺素的 1% 利多卡因，以方便剥离操作。SMAS 切口位于颧弓下方约 1cm 处，从而可保护面神经额支。从切口水平向前延伸若干厘米至颧弓与颧骨体部的交界处。此时，SMAS 扩展剥离由颧突表面距离外眦 3 ~ 4cm 处、朝向外眦的切口开始。SMAS 瓣的颧部扩展代表了为实现颧部深部层次支撑所进行的标准 SMAS 扩展剥离

（图 11-11）。

随后使切口向下旋转 90° 并进入鼻唇沟上方区域。沿耳前区设计垂直切口，使切口延伸至颈廓肌后缘直至下颌缘下方 5 ~ 6cm 处。在可视直视下使用标准 Merzenbaum 或者除皱术剪刀来提升 SMAS，此时要格外注意保留厚度均匀的皮瓣以保持 SMAS 瓣的完整性。当 SMAS 瓣被提升剥离至颧部和面部内侧时，在眼轮匝肌纤维和颧肌肌骨相连续处 SMAS 开始变薄。解剖到这些纤维后务必在这些肌纤维前方进行剥离，因为面部神经纤维走行于这些肌腹的深面。应使 SMAS 摆脱颧韧带、腮腺和咬肌皮肤韧带的束缚，从而更有效地进行颧部软组织重新向上方定位（图 11-12）。因面神经颧支紧贴着咬肌韧带，故这部分剥离操作应该在直视下进行。

根据所需要的 SMAS 提升的程度，SMAS 瓣提升可以是多方向的，可指向上方或侧上方。从本质上看，扩展 SMAS 瓣可不依赖皮肤的方向。此时，SMAS 瓣进一步沿垂直于鼻唇沟的方向并以永久间断缝合法被固定于颧筋膜上。覆盖耳前瓣的 SMAS 按照由上至下

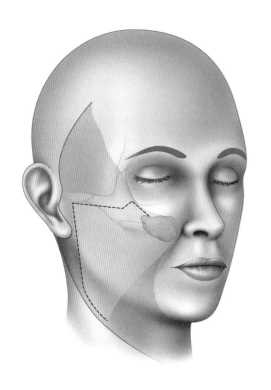

的方向被分开，然后作为移位瓣而重新定位并固定于乳突筋膜上。通过这一技术的应用，面部轮廓的塑形可通过深部组织的支撑来完成，而非皮瓣的作用。

层状高位 SMAS 剥离

由 Connel、Barton 和 Marten 推广的高位 SMAS 剥离的优点在于其位置高，在颧弓之上。这种 SMAS 瓣的设计利用高位牵拉的力量，有效地扩大了中面部 SMAS 瓣的作用（图 11-13）。一旦提起面部皮瓣，就可以摸到颧弓，可标记从颧弓上缘到眼轮匝肌的连线。在面侧部，这条线转向下方，走行于距离耳前 1～2cm 腮腺的耳前部分表面。在腮腺下方，它走行于胸锁乳突肌前缘的下后方。在这个位置，剥离操作应当在颈阔肌相对较薄且无血管的区域内进行。

皮瓣的提升是通过在颧弓上缘切除 SMAS 并在耳前区进行牵拉来实现的。用 Ally 钳夹住皮瓣进行反向牵引的同时，用标准剪刀开始皮瓣剥离。面神经额支恰好从颧弓上缘水平走行于 SMAS 深面（图 11-14）。

图 11-11   SMAS 皮瓣扩展设计。将 SMAS 皮瓣设计成沿着颧部下边界耳前区垂直切口。在切口内侧颧部扩展允许对于颧部脂肪垫明显牵拉

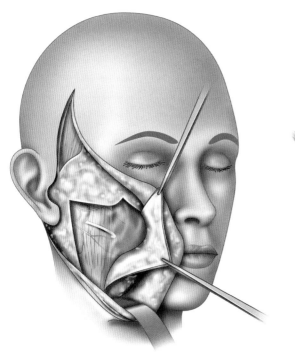

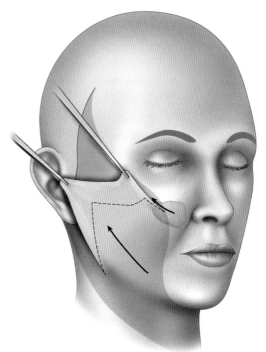

图 11-12   延展 SMAS 剥离和再悬吊范围。一旦释放颧骨皮肤和耳下咬肌韧带后，延展 SMAS 皮瓣能够被重新定位于后上位，可牵拉低面部和颧部的脂肪垫

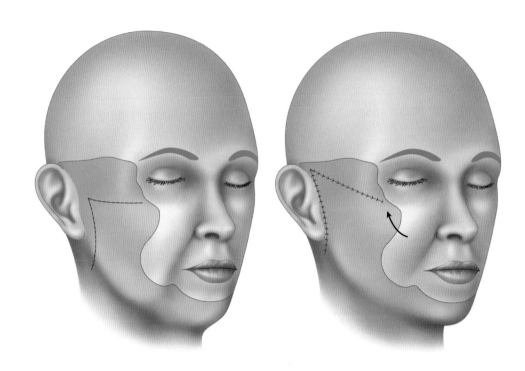

图 11-13　高位 SMAS 皮瓣设计。这个切口位于颧部最腹侧的中间位置。一旦完成剥离，中面部和周边部位可以有明显的移动度，使颧部及其周边部位伸展

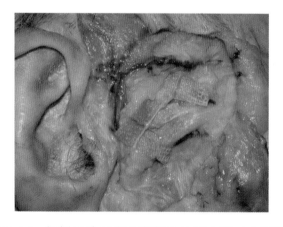

图 11-14　新鲜尸检证实在颧部上边界水平（上部紫色标志）前支深入 SMAS 的过程

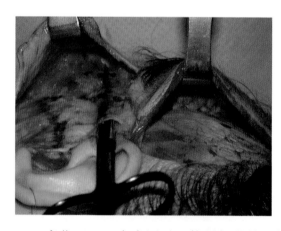

图 11-15　高位 SMAS 术中图示，使用轻微扩展技术解剖和剥离 SMAS 的相关结构，同时避免前支损伤。上方的紫色标志是颧弓上边界

在这个高水平的位置上剥离 SMAS 时要格外小心，在 SMAS 下面以轻扫的方式轻柔操作，在离断 SMAS 的过程中要在深部组织内将面神经额支直接固定于前支以避免损伤（图 11-15）。如前所述，该皮瓣的剥离从耳前区延伸至胸锁乳突肌前部。用 Ally 钳夹住皮瓣的顶角并进行反向牵引。

只有将颧部皮肤韧带和腮腺咬肌韧带松解后才能使 SMAS 瓣完全松解（图 11-16）。在这一区域，特别是腮腺前方，SMAS 变得很薄，有损伤面神经各个分支的风险。进行剥离操作时可以直接用剪刀分离或者用 Kitner 棉轻轻推挤。在皮瓣的最内侧区域，可以看到提唇肌和颧部肌肉。如果使用其他亚 SMAS 类型的

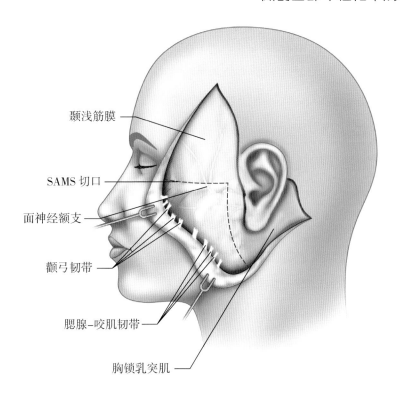

颞浅筋膜

SAMS 切口

面神经额支

颧弓韧带

腮腺–咬肌韧带

胸锁乳突肌

图 11-16 高位 SMAS 皮瓣解剖切口。必须在皮肤韧带中点进行 SMAS 松解，需要格外注意限制从切口到颧骨突出的浅表面

皮瓣，剥离应该在这些肌肉的表浅部位进行以防止神经损伤。

持续剥离 SMAS 瓣并松解固有韧带，直到轻轻提拉皮瓣就可牵动鼻翼、人中和同侧口周组织，并使中面部得到提升（图 11-17）。待皮瓣被提升且韧带附件充分释放后，就要考虑将皮瓣的下角固定于何位置以达到更好的效果。该操作常常沿着平行于颧大肌长轴方向的后上方进行。

由于高位 SMAS 的延展性，可将皮瓣的最高位置部分固定于颞筋膜，使组织便于对合和固定（图 11-18）。在颧大肌水平的高位 SMAS 皮瓣的内侧支点，进行向上的自体增强可使颧部区域和中面部增加额外的轮廓美感和饱满感。切除 SMAS 后缘并进行耳后皮瓣移位，以为 SMAS 和颈廓肌悬吊提供动力悬带。

缝合

根据所选取的切口类型来修剪皮肤并在最小的张力状态下缝合切口。在 SMAS 皮瓣技术中，SMAS 皮瓣常常定向于不同的载体方向，例如与皮瓣方向平行的后上方向，如侧位。这使得这两种皮瓣可以有不同

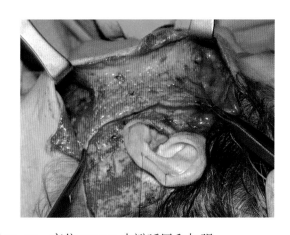

图 11-17 高位 SMAS 皮瓣延展和加强

的牵拉方向并使皮肤张力使用最小张力（图 11-19）。要在皮下层面使用排管系统放置引流，特别是如果应用亚 SMAS 解剖剥离时。

手术步骤

● 应用标准的面部提升皮肤切口，即发际线或者颞部切口，耳后或者微创切口。

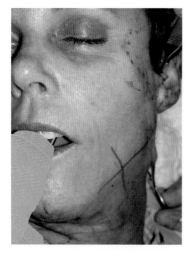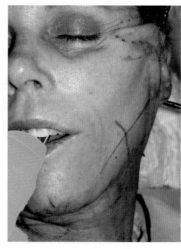

图 11-18 术中证实高位 SMAS 在口腔联合侧边、鼻唇沟、下颌和中面部的提升效果

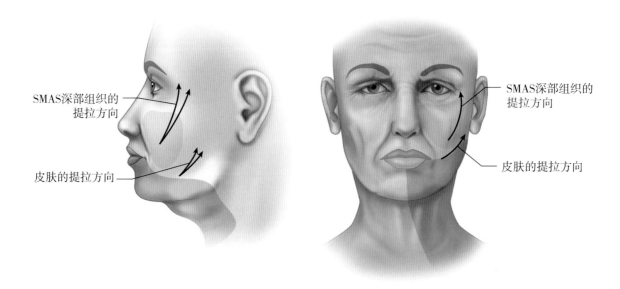

SMAS深部组织的
提拉方向

皮肤的提拉方向

SMAS深部组织的
提拉方向

皮肤的提拉方向

图 11-19 SMAS 悬吊和皮肤重新牵拉的不同载体。将 SMAS 优先重新悬吊于垂直后侧载体治疗软组织缺失，使
用更多的后悬吊使皮肤被重新悬吊

- 对 SMAS 的处置取决于面部老化程度以及预期的
  面部重塑效果。一般而言，微创技术包括简单梭形
  SMAS 折叠术、SMAS 直角切除术、侧面 SMAS 切
  除术。更多的侵入式技术包括 SMAS 延展剥离术和
  层状高位 SMAS 剥离术。
- 皮瓣剥离结束后，除颈阔肌外，对中面部和侧面部
  SMAS 的活动度进行评估。
- 如果 SMAS 可移动，就可以使用折叠技术。
- 对于 SMAS 直角折叠，可在颧弓下缘画一条参照线

- 并以 90° 角向下延伸。牵拉 SMAS 上任意一点并向
  侧上方推进以达到理想的 SMAS 牵拉效果。
- 使用间断包埋半永久缝合法来完成折叠。
- 在下颌缘进行侧方悬吊缝合，以结合颈阔肌进行颈
  部线条塑形。
- 应用间断缝合法对 SMAS- 颈阔肌的不规则形态部
  位进行塑形。
- 用标准方式缝合皮肤，术后使用闭式引流。

疗效

病例 1

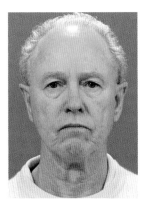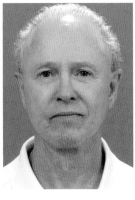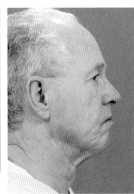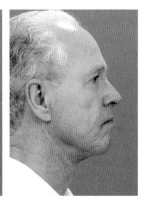

图 11-20 男性患者，显示扩展 SMAS 皮瓣除皱术后

病例 2

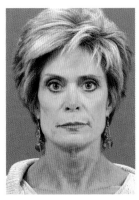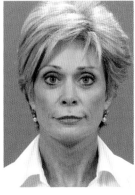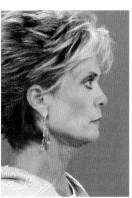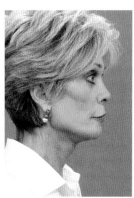

图 11-21 女性患者，显示 SMAS 折叠术后

病例 3

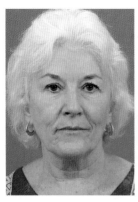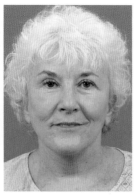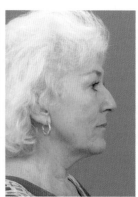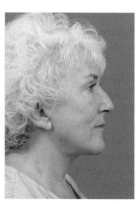

图 11-22 女性患者，显示 SMAS 直角除皱术后

病例 4

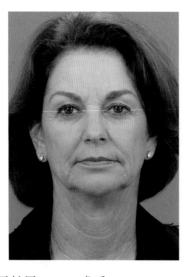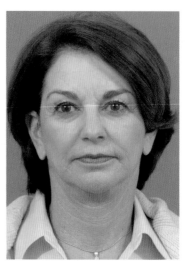

图 11-23 女性患者，显示扩展 SMAS 术后

缺陷和对策

　　当使用负压吸引的方法进行颈部和下颌部轮廓塑形时，时常过度吸引的区域可能是在 SMAS 和颈廓肌悬吊后移位于下颌线之上，因此，应该避免过度负压吸引或者保留至 SMAS 悬吊后。如果在 SMAS 侧上方悬吊后进行颈廓肌成形术，常常减少了过度负压吸引的必要性。另外，可以直接在颈廓肌带之间进行脂肪切除术。如果使用 SMAS 折叠术，在不侵犯腮腺咬肌筋膜的情况下获得 SMAS 固定点十分关键。当使用 SMAS 瓣时，特别是在皮瓣内侧区域，皮瓣厚度的多样性可以导致皮瓣的扣孔效应和固定支持点的减少。要特别小心地剥离这些区域的皮瓣，特别是在颧骨皮肤韧带和腮腺咬肌韧带被释放之后。进一步剥离 SMAS，使 SMAS 内侧从这些韧带上松解并进入中面部时需要格外小心并掌握技巧，并避免损伤面神经颞支。

　　不同的面部提升术切口可以配合上述任何的 SMAS 技术使用。然而，皮肤切口的范围可以限制一些 SMAS 技术。如果使用微创技术且切口不延伸至耳后，就会限制颈廓肌和低位 SMAS 向后上方的大幅度推进。皮肤和 SMAS 瓣层状剥离可向不同方向牵拉 SMAS 和皮肤。然而，术者必须清楚地认识到，如果在皮下组织未充分松解的情况下沿不同的方向牵拉皮肤，可能产生局部的轮廓畸形或凹陷。

术后护理

　　大部分病例会使用下颌带类的用具来减少张力。

应当注意避免皮带过紧以致影响皮瓣的存活。患者应取半卧位卧床休息，避免弯腰活动以避免血压升高而增加患者出血的风险。此外，应该避免颈部弯曲活动，因为这样会影响颈部皮瓣的血供。术后给予适量镇痛和安眠药物以及抗生素。应该避免使用麻醉镇静药，因为有恶心和呕吐的风险。术后第一天拔除引流管并鼓励患者下床走动。7～10 天后拆线。当皮肤肿胀减轻后，患者常常诉"凸凹不平"或下颌线侧缘部位或颈部区域非常肿胀。可以告诉患者这是坠积性水肿的自然反应过程并会逐步消退。对于明显肿胀的 SMAS 提升病例，可以采用少量利尿药或激素类药物进行干预。

结论

　　SMAS 是面部的结构基础。这一层次以及面部固有韧带支持力的减弱是导致面部老化的主要因素。重新悬吊和（或）推进这一解剖上独特的层次对于重塑面部的年轻化和避免术后"被牵拉过紧"十分重要。一些技术能够使术者重塑这一层结构的统一性，并且这些技术中很多能够使用皮肤微创技术。无论是 SMAS 折叠或推进，辨别往往与皮肤受力方向不同的关键悬吊方向对于构建美的面颈部轮廓非常重要。

（樊　昕　译）

推荐阅读文献

Baker DC. Lateral SMASectomy. Plast Reconstr Surg 1997;100:509-513.

Baker DC. Short scar rhytidectomy. In Nahai F (Ed.) The Art of Aesthetic Surgery: Principles and Techniques.

St Louis: Quality Medical Publishing; 2005:1017-1046.

Baker DC, Conley J. Avoiding facial nerve injuries in rhytidectomy. Plast Reconstr Surg 1979;64:781-795.

Barton FE jr. Rhytidectomy and the nasolabial fold. Plast Reconstr Surg 1992;90:601.

Connell BF. Contouring the neck in rhytidectomy by lipectomy and a muscle sling. Plast Reconstr Surg 1978;61:376–383.

Connell BF, Marten TM, The trifurcated SMAS flap: three part segmentation of the conventional flap for improved results in the midface, cheek and neck. Aesthetic Plast Surg 1995;16:415.

Hamra S. The deep plane rhytidectomy. Plast Reconstr Surg 1990;86:53.

Marten TJ. Facelift planning and technique. Clin Plast Surg 1997;24:269.

Marten TJ. Lamellar high SMAS face and midface lift. In Nahai F (Ed). The Art of Aesthetic Surgery: Principles and Techniques. St Louis: Quality Medical Publishing; 2005:1107–1193.

Marten, TJ et al. Facelift: state of the art. In Marten TJ (Ed). Seminars in Plastic Surgery. New York: Thieme; 2002.

Mitz V, Peyronie M. The superficial musculo-aponeurotic system (SMAS) in the parotid and cheek area. Plast Reconstr Surg 1976;58:80–88.

Nahai F, Nahai FR, Ford DT. Applied anatomy of the face and neck. In Nahai F (Ed.) The Art of Aesthetic Surgery: Principles and Techniques. St Louis: Quality Medical Publishing; 2005:827–895.

Stuzin JM. Extended SMAS technique in facial rejuvenation. In Nahai F (Ed). The Art of Aesthetic Surgery: Principles and Techniques. St. Louis: Quality Medical Publishing; 2005:1047–1107.

Stuzin JM, Baker TJ, Gordon HL. The relationship of the superficial and deep facial fascias: relevance to rhytidectomy and aging. Plast Reconstr Surg 1992;84:441.

Stuzin JM, Baker TJ, Gordon HL, Baker TM. Extended SMAS dissection as an approach to midface rejuvenation. Clin Plast Surg 1995;22:295–311.

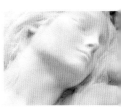

12

小切口中面部提升

Oscar M. Ramirez 著

要 点

- 展示与中面部和眼睑有关的手术解剖以显示最安全的解剖层次。
- 颧上颌人体测量点是塑造美学上动人面颊时关键的人体测量结构。
- 男性和女性中颊部美容组成的不同性。

- 抹去泪沟畸形的方法。
- Bichat 脂肪垫及其他结构在塑造中面部曲线中的作用。
- 并发症的预防。

介绍

尽管过去数十年中人们已应用了不少技术，中面部已经成为适用于标准开放或者半开放治疗手段的部位之一。矛盾的是尽管采用小切口，中面部已经更加适用于内镜技术，因为该技术可在最安全的层次中直接到达中面部的深层。这使得显著的软组织重塑成为可能。

患者选择

无论是青年、中年或者老年，所有的患者均是小切口中面部重塑的候选者。它同样地适用于男性和女性患者，体格良好以及较差的患者均可实施。对于年轻和非常年轻的患者，为了取得加强的效果，笔者采用中面部三维面部年轻化的原理。由于策略和概念的原因我们不称其为面部年轻化，而是采用"面部美化"的称呼。笔者已经将这些面部提升和塑形的方法应用于年轻至 18 岁的年轻求美者。

男性或者女性在 35 岁左右第一次出现老化的迹

象，这些迹象通常表现为早期泪沟畸形的发展、面颊的下垂和鼻唇沟的变深。这些均是能通过应用微创内镜进行面部年轻化的患者群体。这是因为这些群体在进行面部年轻化后的改变不像老年人那么引人注目。甚至对于那些改变较大的患者，这种方法所产生的结果十分自然，没有明显的手术痕迹，因此，特别受那些想要尽快回归正常生活患者的欢迎。

中年、中老年和老年患者也是这种术式的良好候选者，因为内镜中面部提升可以很容易地被纳入更为广泛和完整的面部年轻化。事实上，笔者对所有年龄段的患者基本上使用相同的中面部提升技术。对于那些需要更多体积来填充或者矫正软组织不对称的患者，笔者加用脂肪移植技术。对于那些需要在颧部或者眼窝区域进行骨架扩充的患者，在内镜小切口中面部提升术中笔者使用相应的面部填充物。男性是相当好的手术候选者。与女性唯一的区别是最终美化的面颊部在外形上有轻微的不同，这一点将在本章后续论述。

适应证

早期或较重的面部老化或面部中央椭圆结构下垂的患者均能够采用内镜小切口中面部提升术。对眼睑合缝、鼻唇沟、颊部和口角使用这种方法都有效。中等泪沟畸形和眶下凹陷也可以用内镜技术矫正。内镜中面部技术可以使中面部重新产生曲线。这种相应的多曲线轮廓直接关系到年轻美丽的外表。内镜小切口中面部提升对于需要进行二期或三期面部提升手术的患者、需要深度化学剥脱或者 CO_2 激光换肤的患者以及需要通过脂肪填充进行软组织扩充的患者都是有效的。在第一个病例中，中面部的剥离操作在上述区域进行，这些区域是用以往方法无法到达的，因此，剥离是在从未进行操作过的骨膜下层进行的。在第二个病例中全厚皮瓣有很好的血供，进行皮肤烧灼的过程不会影响其存活。在最后一个病例中，面部中层和浅层是完好的，能够根据需要从通道进行注射脂肪。

骨性或者软组织不对称的患者也可以得益于中面部内镜技术。当进行面部浅层或中层的操作时，被暴露的骨性结构能够通过植入物进行扩充，或者通过截骨或磨削进行缩减，而不需要进入不同的层次进行剥离。

术前准备

完整病史包括必要的心血管系统检查。在极易受时尚和媒体影响的年龄段，患者可以为了保持较瘦的身材而做任何事情，包括坚持节食。出于这个原因，许多年轻患者在没有诊断或者治疗厌食症和（或）暴食症的情况下来求助于整形外科医生。这些患者尽管有看似正常的外表，但是可能有严重代谢紊乱，以及包括低钾血症和低镁血症在内的电解质缺乏和紊乱。这些紊乱可导致术中或术后不可预见的心搏骤停等手术并发症。外科医生，尤其整形外科医生应该了解这一潜在的情况。

术前数天患者要留淡妆或没有化妆的照片。用发带、夹子和皮筋将头发向后拉拢。对眉头或颞部进行这种处理时应避免张力以防出现影响对手术的判断。耳部、颞部、前额和颈部应该在照片中充分暴露。为了拍摄颈部照片，患者要穿低 V 领的衣服、圆领衫或 T 恤（图 12-1）。

在患者坐位或站位时进行标记。将眶缘轮廓标记为蓝色，将中面部颧上颌点最突出的区域标记为绿色。鼻唇沟、泪沟畸形以及其他轮廓缺陷的区域标记为红色。将轮廓过大的区域标记为黑色。将下颌线和面颈结合部标记为蓝色（图 12-2）。

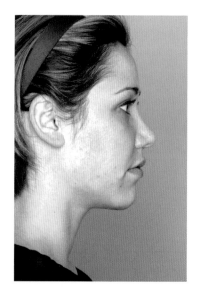

图 12-1 面部照片应该显示完整的面部、耳部和颈部。头发遮盖了前额和耳部，提示患者或者术者隐藏了术后瘢痕。头带不应该牵拉前额或者眉部

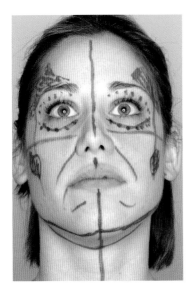

图 12-2　患者坐位面部标记。将缺陷和标志区域用颜色标记

表12-1　解剖命名

英文及缩写	作者命名	其他命名
TLF（temporal line of fusion）	融合颞线	无
STF（superficial temporal fascia）	浅表颞筋膜	颞顶叶筋膜
TFP（temporal fascia proper）	真性颞筋膜	颞筋膜\深部颞筋膜
ITF（intermediate temporal fascia）	中间颞筋膜	深部颞筋膜浅表层
DTF（deep temporal fascia）	深部颞筋膜	深部颞筋膜深层
BFP（Bichat's fat pad）	Bichat 脂肪垫	颊脂肪垫
SOOF（sub-orbicularis oculi fat）	眼轮匝肌下脂肪	无

患者取仰卧位，但是手术台应该使患者侧倾 30°～45°，从而避免暴露时的暴力使颈部扭转。应用于颞部和中面部的局部麻醉/血管收缩药是 0.5% 利多卡因与 1 : 20 万肾上腺素的混合液。以这种方式在中面部和颞部每个点大约注射 30ml。在使用 18 号 Nokor 针穿刺出 1mm 的穿刺口之后，笔者使用外径为 0.9～1.2mm 的钝套管针（Tulip Medical，San Diego，CA）进行逐步加量的浸润麻醉。这种钝性浸润避免了常见于锐性穿刺的微小血肿，同时也可防止注射误入血管内。

技术

为了有助于描述手术技术，现将解剖术语列于表 12-1。手术的目的是改善泪沟畸形，提升颊部，抹平鼻唇沟，增加颊部凸起和提升嘴角。最重要的是重塑体现年轻外表的颊部凸起。在三维视图中可以看到颊部有形似希腊字母 "Σ" 的特殊线条，也被称为 "弧线"（图 12-3）。它开始于眶区的轻微凹陷并逐渐变为明显的颊部凸出。这条凸线逐渐降至上唇水平并逐渐汇集成唇侧部的轻微凹陷。在三维视角中颊部凸出的最高点定位于所谓的 "颧上颌点"。这是全新的体表标志点，能够被两条线的交点定位：一条在眶缘外侧垂直向下，另一条是从鼻软骨上缘到耳屏的水平线（图

12-4）。

这两条线的交点标定了凸出投影的最高点，被称为颧上颌点。男性和女性的凸出在范围和投影上均明显不同。女性凸出延伸至上唇部，而男性凸出则较短，其终点在鼻翼投影水平。一般而言，这条轮廓线使得男性中面部显得更加棱角分明和骨感。相反，在女性，较大的凸出给人一种温柔和精巧的感觉而没有明显棱角，这也显示了更少的骨性面部表现。中面部重塑的重要目的之一就是创造这种交互的多曲线美或弧线。产生这一切的第一步是认识到你的工作对象是男性还是女性。

对于年轻患者，术者能够经口内切口进行中面部重塑和提升。这一被称为内切口中面部提升的手术能在 2.5cm 长的单一口内切口进行。虽然它属于前额的颞部部分，然而它提供了更好的效果，这一过程被称为内切口颞 - 中面部提升。它被使用于大多数的老年患者，因为额外提升和重塑颞部剥离内的眶骨膜侧面和颞部无发区是必须的。然而，堆积和折叠该区域的组织会产生难看的手术副作用。

初期颞部剥离

手术开始于颞部头皮发际线以内部位 2cm 长的颞部切口（图 12-5）。这条切口通常位于鼻翼与眶缘侧

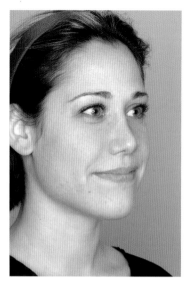

图 12-3 在平静表情时这个模特没有很好的反弧线。然而当微笑时可以看到美丽和年轻的面部结构。这就是手术要达到的目的。很好的反弧线和唇部提升可以使患者在无明显微笑时依然可以表达高兴

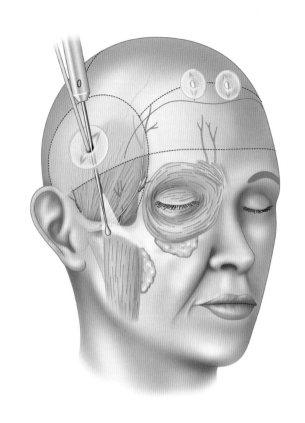

图 12-5 尽管整个前额通常被看成中面部的组成，这一颞部组成结构在手术解剖中可以达到理想的结果

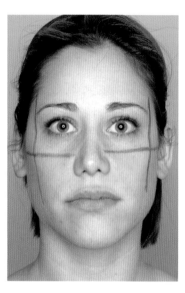

图 12-4 已经在两侧勾画出颧上颌体位点，有一点不对称，这一点在图 12-3 也能见到

面并延伸进入颞部连接线的切线方向上。它通常在颞部发际线内侧水平 3cm 和垂直 3cm 处。注意在毛发较多的患者不要使切口过于靠前以至过于接近面神经额支穿行区域，或者在毛发较少的患者不要使切口过于靠后或靠下，使颞部悬吊穿越颞部固有筋膜（temporal

fascia proper，TFP）或被称为颞筋膜的区域。在切口深入到可以辨识亮白色的 TFP 筋膜层时，以数厘米的半径在直视下进行剥离（图 12-6A）。可用 Guyuron 设计的硅胶切口保护器在切口处保护毛囊并避免毛发长入手术切口。在内镜直视下进一步剥离。直径 5mm、30°角向下倾斜的内镜的应用超过了 Ramirez 眼镜蛇袖 "Ramirez cobra sleeve"（Snowden Pencer Inc，Tucker GA）。

组织松解

使用 4 号 Ramirez 骨膜分离器对软组织进行剥离，直到融合的颞线和哨静脉（也称为颞静脉 2 号），（temporal vein，TV2）被识别。在面神经的颞支（额神经）的轴点后方，继续剥离操作直到耳轮和颞部软组织根部。尽管通常不会触及前额中央部位，大部分需要剥离到眉弓和鱼眼纹区域的尾部，因此，应该继

续剥离 1 ~ 2cm 到颞融合线（temporal line of fusion，TLF）内侧和眉弓部位 1/3 侧面。为了做到这一点，使用弯的 8 号 Ramirez 骨膜分离器（图 12-6）。用它来分离骨膜和附着于 TLF 之上的颞筋膜，因此，在额骨的骨膜下进行浅表颞筋膜（superficial temporal fascia，STF）和跨越颞骨 TFP 的剥离。

在下方持续进行继续剥离，切除老年环的侧方区域，分离帽状腱膜与眶缘骨膜。完好地保留眶缘骨膜。用 0 号 Ramirez 骨膜分离器向颧弓方向剥离。建立在哨静脉之前以及位于哨静脉与颧颞神经之间的通道（图 12-6C）。通常分离和电凝在颧额部缝合线附近的一条小静脉。通过上述通道，在内镜和 9 号 Ramirez 骨膜分离器的帮助下，完整剥离颧弓骨膜在颧弓上缘和颧弓前的 1/3 区域（图 12-6D）。当确认剥离的这一层时，可以进行颧弓中 1/3 的横向剥离。

很少提升颧弓外侧 1/3。当需要更多的颊部外侧垂直提升时，要对颧弓外侧进行剥离。如果从颞部入路可以容易地提升咬肌肌腱或肌筋膜，则该提升可以延续到下方 1 ~ 2cm。如果不行，那么应当从口内入路进行这一步操作。口内切口可以是口内远离腮腺导管的第一到第二前磨牙水平的斜行或垂直切口（图 12-7A）。切口终点可以 Z 形延伸。用 15 号刀切开黏膜。当切口深入上颌骨时可以直接分离覆盖颊部的肌肉。在 Autfricht 光电拉钩的帮助下使用 9 号 Ramirez 骨膜分离器进行骨膜下剥离直到出现下方眶神经被识别。很快就可剥离至梨状孔和咬肌肌腱侧面并进入颧骨的部位。

当剥离变得困难时，可用内镜和 8 号 Ramirez 骨膜分离器在骨膜下继续剥离提升咬肌筋膜（图 12-7B）。在侧面和上方，颧骨体骨膜被提升到剥离前与颧

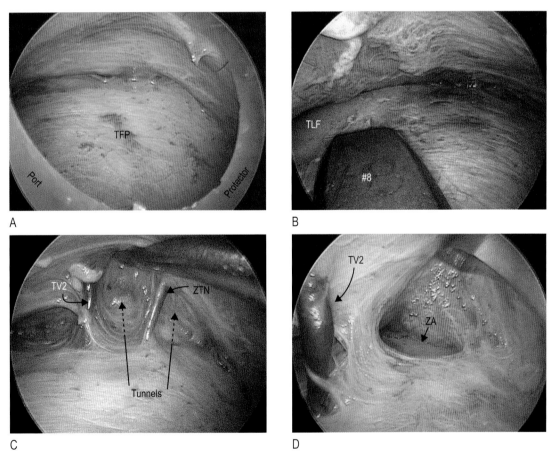

图 12-6 连续内镜图片显示手术颞部组成中与剥离有关的层次和手术标志点，显示的是患者的右侧。（A）观察到切口保护器和真性颞筋膜（TFP）。（B）使用 8 号 Ramirez 骨膜分离器剥离融合颞线（TLF）。（C）邻近颞静脉 2 号（TV2），TV2 和颧颞神经（ZTN）之间走行的通道。（D）观察 TV2 已提升。颧骨隆突（ZA）骨膜的一小段

弓连接的切口（来自于颞部入路）（图 12-7C）。延伸眶缘上方和侧面通道时应该保护颧神经颞面支（图 12-7D）。需要时可进一步剥离到颧弓侧面和下方。在大部分病例中需要剥离 2～3cm 的咬肌肌腱（图 12-8）。中面部和颞囊的广泛连接有利于垂直提升和在颧上颌点上产生体积变化要素的配置（Bichat 脂肪垫、SOOF 叠盖等）（图 12-9）。

对眶缘下部的骨膜和软组织上方使用 9 号和 -4 号 Ramirez 骨膜分离器操作（图 12-10）。在眶缘下方颧弓下缘被提升 2～3mm（图 12-11A）。在这一点上尚未涉及邻近眶下神经下方和中部区域的切除。在完成所有中面部悬吊缝合及锚固颞筋膜之前完成这部分。在中面部成形中周围肌肉和软组织将会保护眶下神经免受无意的过度牵拉。这种牵拉通常是导致术后颊部和上唇神经失用和麻木的原因。对附着于内侧眶下的

上唇提肌和眼轮匝肌用 -4 或者 0 分离器进行剥离。

组织提升和固定

对弓缘用 4-0 聚二氧六环酮缝线和 RB1 缝针（图 12-11B、C）固定，这一步在眶缘下方最外侧边水平进行。垂直 SOOF 被固定在眶缘下方大约 1.5cm 的侧边缘水平。这两个缝线的终点通过一条位于眶缘和颧面神经之间及哨静脉前方的通道进入颞囊（图 12-11D）。因此，这个缝线在滑动内镜的协助下以"秘鲁渔夫结"的方式被锚定在颧筋膜的最前方。这会在眶下的上方和上侧方垂直提升眶下轮匝肌下脂肪。

除了眶下轮匝肌下脂肪外，有三种悬吊缝合可以应用（图 12-12）。侧面轮匝肌下脂肪刚好被定位于颊部隆突最明显的位置。这常常位于外侧眦韧带下方

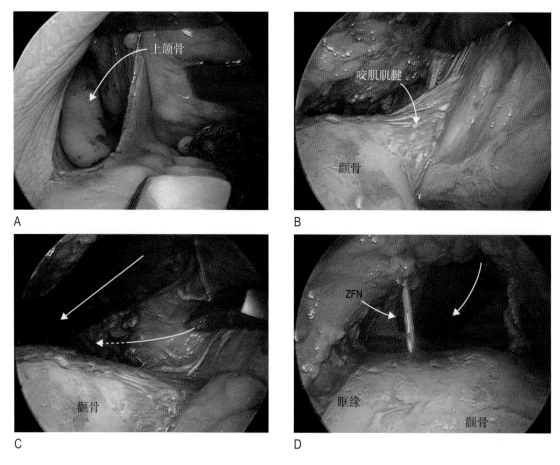

A

B

C

D

图 12-7 另外一系列中面部剥离患者左侧面部的展示。（A）已经产生在牙龈颊沟口内黏膜垂直切口。这定位于第一前白齿水平。（B）观察颧骨体和起源于颧骨的咬肌。咬肌肌腱内侧是被覆盖黏膜空间的入口，这个筋膜被提升到咬肌肌腱。（C）观察颧骨和通向颧弓的通道（箭头）。（D）观察嘴角左侧到颧骨左侧。颧面神经（ZFN）被保留，通向颞部窝的通道如箭头所示

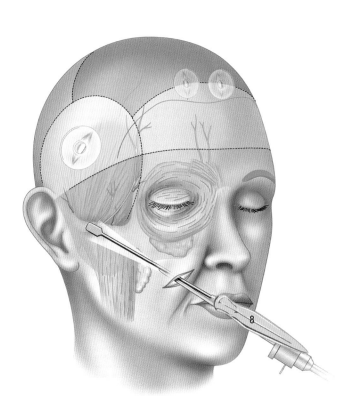

图 12-8　用内镜完成中面部 50% 的解剖。解剖应该包括颧弓前 2/3 和 2 ~ 3cm 半径咬肌肌腱

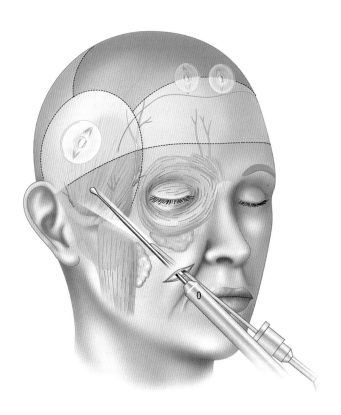

图 12-9　在内镜帮助下完成在跨越颧弓的颞光腔和中面部通道

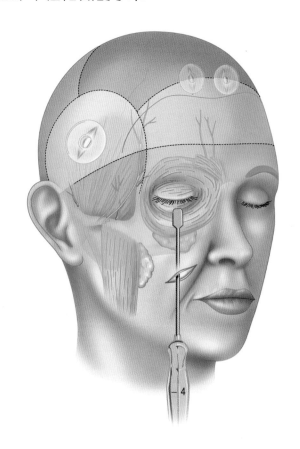

图 12-10 嘴角下方骨膜下解剖应该包括使用一 4 号直角 Ramirez 骨膜分离器进行弓缘提升

3～4cm 处。使用 3-0 PDF 缝线和 RB1 缝针进行操作（图 12-13A、B）。第二个悬吊缝合是应用 RB1 缝针和 4-0 PDS 缝合于恰好位于口角轴上方的筋膜脂肪组织，这刚好在口内切口黏膜附近。这个悬吊位置刚好位于口内切口前方，当术者垂直拉伸这个切口时，这个位置刚好定位于最下末端（图 12-13C、D）。

最后的缝合使用 Bichat 脂肪垫（也称颊脂肪垫）。在口角轴缝合后，Bichat 脂肪垫从颊部被暴露和挤压出来。如果使用颊部、眶缘下方和（或）梨状孔填充物，这些填充物在 Bichat 脂肪垫移动之前被首先固定。在实施所有这些策略之前，若 Bichat 脂肪垫暴露不佳，则这些策略的实施将会经常受到从颊间隙牵拉出 Bichat 脂肪垫的干扰。用钝剪打开位于咬肌肌腱的前缘和侧面或上颌骨之间的颊空间，将 Bichat 脂肪垫挤压出其原先的位置（图 12-14A）。进入颊间隙后将会看到覆盖在这个筋膜上的深黄色脂肪组织。对这个脂肪垫使用两个钝性和锐性钳子或者使用同类手术外科

钳子游离。使用一个钳子轻轻牵出 Bichat 脂肪垫，用另外一个钳子将颊间隙筋膜拨开。这与对腹腔壁游离腹股沟疝囊相同。保护这个 Bichat 脂肪垫筋膜的完整性十分重要，它可以作为带蒂皮瓣游离。

其他策略

良好的筋膜是有血液供应的，术者可以在筋膜内部看到良好的血管网络。Bichat 脂肪垫倾向于从咬肌肌腱和肌肉前方和颧大肌侧面由深及浅脱出。下颌下方的三角区域是中面部的薄弱部位，仅仅覆盖很薄的 SMAS。颊间隙筋膜与腹膜囊相同，倾向于允许"疝内容物"——Bichat 脂肪垫游离出来。关于这方面 Matarasso 在之前已经论述过了。在面部以外，用示指在下颌朝向上颌骨水平的轻推可以帮助进一步游离更低位置的脂肪垫。将脂肪垫游离出颊间隙 3cm 后进入口内切口（图 12-14C）。在这里用 2 个或者 3 个 4-0 PDS 缝线和 RB1 缝针固定。要进行朝向口内切口外侧的上齿弓轻轻拉动锚定缝合的活动试验。这样做的目的是检查脂肪垫是否在没有阻碍的情况下移位至颧骨。

将颊脂肪垫推回颊间隙，缝合线的尾端均延伸至颞部区域并通过颞切口带出。在 SOOF 下脂肪水平，如果目的是以上部突出组织填充颧部下间隙，则将其绑定在 SOOF 下脂肪悬吊缝合的循环上，这将会限制脂肪垫向上的移动。如果目的是将颊部骨骼容量扩大，那就将缝合锚定在 TFP 上（图 12-14D）。中面部缝合位置的次序开始于最初捆绑垂直的 SOOF 下脂肪，接下来是 SOOF 下脂肪侧面，然后是口角轴，最后是 Bichat 脂肪垫。锚定和捆绑 TFP 的次序刚好相反。首先锚定 Bichat 脂肪垫，其次是口角轴，最后是 SOOF 下脂肪侧面。在颞区，通常空间位置依序如下：Bichat 脂肪垫更加靠前，口角轴在中间，SOOF 下脂肪更加靠近侧面。这将使所有缝合在颧上颌点以预先手术最大点最大容积扩大的上面交叉。每一种缝合的作用是不同的，当位置合适的时候它们将会有累加的作用。垂直眶下轮匝肌下脂肪会影响到泪沟和眶下 V 畸形。Bichat 脂肪垫可以使颊部明显容积扩大，增加中面部上部的突出感，随之而来的是增加中面部下部的凹陷感，这样将会加强中面部相互多曲线的美感，也称为弧线。

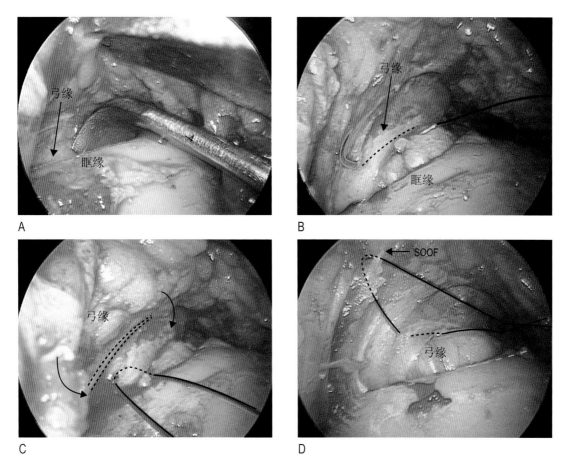

图 12-11　这些综合内镜展示弓缘下方、眶下垂直 SOOF 提升和治疗眶下空洞的锚定。(A) –4 骨膜分离器已经提升了弓缘，这个平面已经被置于弓缘和眶缘下方之间。(B) 使用 4-0 PDS 缝线和 RB1 缝针用于锚定弓缘。(C) 观察弓缘的环状缝合。(D) 当弓缘和眶下眼轮匝肌下脂肪的缝合端点在 TFP 被牵拉悬吊时两者十分近似。这个缝合穿过 ZFN 之上的通道

在 Bichat 脂肪垫切除的病例中，手术仅仅会加强中面部下部的凹陷感。使用相似的游离技术切除 Bichat 脂肪垫。通过口内切口完整地挤出脂肪组织。将湿润的 2cm × 2cm 纱布置于上颌骨和转移带蒂皮瓣颈部之间。使用单极电凝烧灼被挤出部分的根部。这种方式在去除脂肪垫的同时不出血，而明显的面部淤血和水肿常见于零碎去除这个脂肪垫。

口角轴将会提升口角并使低颊部朝向上颊部折叠。当患者取仰卧位并完全暴露犬齿时，用口角轴缝线动员上唇侧面游离终点。如果术者在唇部的两侧操作则将会保证唇部提升的对称性。很显然，在不对称的病例中术者曾经过度纠正较下降的唇部和嘴角。SOOF 侧面也将颊部朝向颧上颌点折叠和悬吊，应用

其他悬吊缝合后全颊部将会负重。

对每一种缝合使用滑动锁紧内镜 Peruvian 渔夫结紧紧固定，这提供了渐进张力并到达预期的水平。如果缝合张力过大，最初的环状结点可被松开以缓解张力。这之后单一方结将会锁住全部系统。当助手锁住第一结时 BFP 被单一方结锚定，以防将过度的张力施加于娇嫩的结构上。这个结构可以自由换位而没有张力。

疑难排除

笔者将这个技术应用于数百病例，其中仅有 2 例出现脂肪垫的中断。发生这样的情况时术者需要重新将脂肪垫从颊间隙中游离出来，从皮瓣中点使用两种

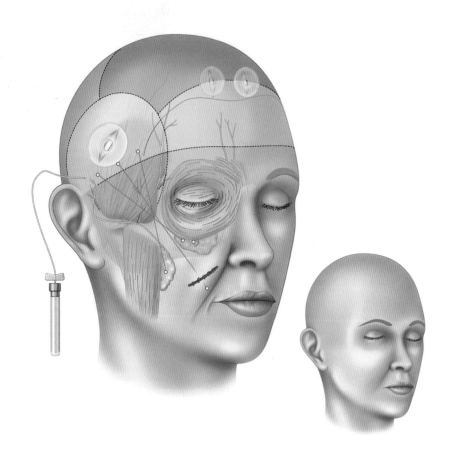

图 12-12 三个额外的中面部悬吊缝合也锚定于 TFP。最中间的是 Bichat 脂肪垫，最内侧的是 SOOF 缝，两者之间是耳蜗缝。中面部遗留蝶形排孔，锚定于颞区头皮

编织缝合，顺势锚定至 SOOF 缝合侧面。任何残余的不对称通常由于颊部组织被提升和折叠后使得之前的不对称更加明显。这通过面部中间层微量脂肪注射能够解决上述问题，应用这种技术能够保持完整性，并且不会产生分层。在这一点上每侧颊部会遗留 2mm 的蝶形引流。

可以使用单一 3-0 PDS 缝线将颞皮瓣从浅表颞筋膜（STP）悬吊至 TFP。缝合位置是梯形，较宽的底部位于固有颞筋膜，较短的顶部位于浅表颞筋膜。如果形状是四边形或者倒置的梯形时，被提升的颞部头皮将在切口或邻近切口处聚集成束，在缝合中使皮肤边缘成为累赘。皮瓣张力的定位既可以是垂直水平线也可是垂直于内侧的，这将会使颊部侧面、颧弓软组织和颞部得到有效的垂直提升。这也会以直接与收缩和下垂相反的作用力打开鱼尾纹区域。这种特殊定位也将会防止眉弓的侧面拉力以及侧面眶下软组织和颞

发际线之间的过度分离，这种情况在牵拉来源于侧面时可发生。

伴随的下睑成形术

下睑眼袋成形术是额外的可以明显加强既得手术结果的中面部技术。中面部和下睑治疗作为整形和解剖单元可以提升美容效果并减少下睑成形术相关的并发症。年轻的患者不需要实施下睑成形术。在那些皮肤不富裕的患者可通过一遍 CO_2 激光换肤或化学剥脱治疗。在老年患者，颊部垂直提升将会使下睑部位堆积更多的皮肤。对于这样的患者，笔者实施了单纯皮肤下睑成形术。眼轮匝肌也被悬吊以使眶下得到最大程度的改善。眼轮匝肌所附着的眶缘已在中面部手术中被提升，复合软组织能够被肌肉斜向牵引，笔者在术中利用的就是这两点。

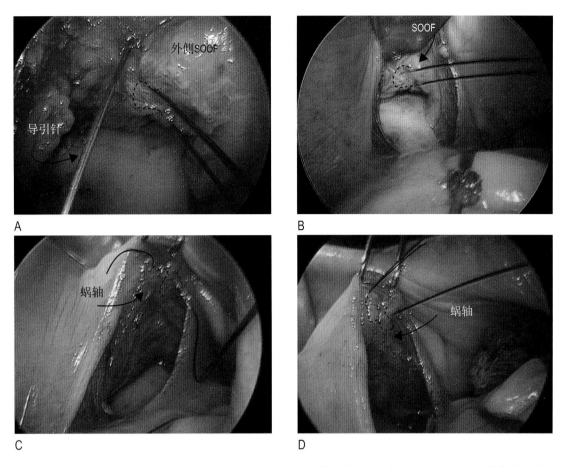

图 12-13　另外一系列连续的内镜图片，展示 SOOF 侧面和固定耳蜗点。（A）用 27guage 针作为经被阐明 SOOF 侧面缝合位置外部到内部的定位。这是 3-0 PDS 缝线 RB1 缝针。（B）观察最初的打开手术区域，提供暂时的通向颞部窝的通道的 SOOF 缝合。M：上颌骨。（C）耳蜗缝被缝合在耳蜗轴附近的纤维脂肪组织上，这是 4-0 缝线，RB1 缝针。M：上颌。（D）耳蜗轴缝的两个端口已经被带来开放的通向颞部窝的通道区域

此外，在改善下睑眼轮匝肌松弛的同时，施加于肌肉的张力会将突出的脂肪垫推入眼眶。手术的第一步是在眼睑下缘 2mm 处做水平切口并延伸至入鱼尾纹区域。将皮肤从睑板前和眼轮匝肌膜部 1～1.2cm 处进行垂直剥离。眼轮匝肌侧面被扩展打开以形成进入固有颞筋膜最前方区域的通道。眼轮匝肌膜部侧面范围以 5-0 聚丙烯线褥式缝合固定。然后通过前述的通道锚定进入 TFP。这样，肌肉就被向上方和上侧方提升。

这种操作将产生具有良好的特质膜部区域的肌肉带，因为精巧、细致、丰满是年轻人眼部的典型表现。然而如果患者有眼轮匝肌膜部肥大，则能够在切线方向修剪保持垂直方向的走行于眼轮匝肌深部的神经。

同样，如果需要治疗鱼尾纹，眼轮匝肌侧面可以按照 Viterbo 所描述的菱形方式切除。在这一点上皮肤在垂直方向被重新覆盖，过剩部分被保护性去除。如果术前患者有明显的下睑松弛，可通过同一切口增加内眦成形术或内眦固定术。然而，大部分患者常常需要进行垂直眼轮匝肌悬吊联合内眦固定术。在很少的情况下笔者需要实施内眦成形术或者水平缩短方式的手术。对皮肤以 6-0 聚丙烯缝线用血管缝针缝合。

伴随脂肪移植

脂肪移植技术很容易被联合成为手术一部分，因为脂肪能够被注射进入从皮下到骨膜的任何区域。脂

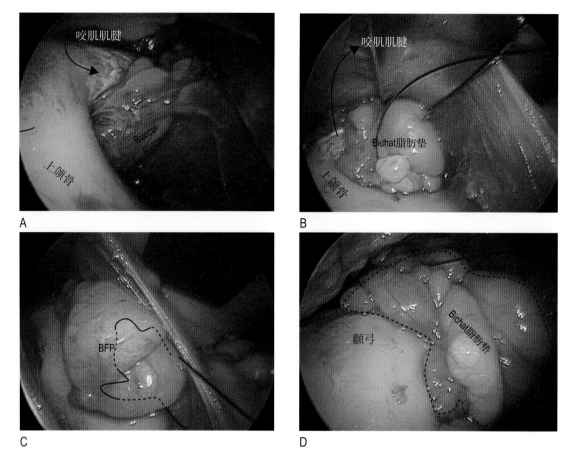

图 12-14 连续内镜 Bichat 脂肪垫成形视图。（A）颊间隙入口定位于咬肌肌腱和上颌壁侧面之间。（B）打开颊间隙中间壁，以暴露 Bichat 脂肪垫。（C）将 RB1 缝针带有的 4-0 缝线编织进入 Bichat 脂肪垫。（D）将 Bichat 脂肪垫牵拉到颞部袋，脂肪垫定位超过颧骨，用于容积扩大

肪往往来源于脐部区域，抽吸完成后离心液体部分被分离。使用具备超级鲁尔锁微量导管（Tulip Medical，San Diego CA）的 1ml 鲁尔锁型注射器，脂肪可根据需要被注入体内来矫正任何剩余的不对称部位，抹去由鼻唇沟引起的慢性皮肤褶皱以及眉弓部位。作为一项辅助技术，笔者平均使用 30ml 脂肪注射于全面部。然而，笔者不将脂肪移植技术用于颊部扩充，除非患者消瘦，没有足够的软组织来采用折叠技术，Bichat 脂肪垫也非常萎缩或者很小。

缝合

因为切口很小，所以没有十分明显的合区域。然而，面部包扎是非常重要的策略。对颞区头皮用缝皮钉进行单层缝合。由于低位皮瓣在垂直方向上已进行

提升，这里通常没有张力。使切口边缘轻度外翻非常重要，以此来避免皮瓣重叠而导致毛发随后长入缝合线附近的皮瓣。每侧使用 3 ～ 5 个缝皮钉。术后 4 ～ 5 天拆除缝皮钉，但要保留中间的一个，中间的缝皮钉到术后 7 ～ 10 天拆除。对口内切口使用 4-0 铬肠线环状褥式缝合，这将避免黏膜边缘反转或者使潜在的切割穿透黏膜层的风险。此外，这种褥式缝合可以提供单向阀门（从内到外）以使出血或渗液及时流出，从而避免在切口内聚集，但是可以防止唾液进入切口。如前所述，在缝合颞部切口前可以通过颞区头皮和中面部左端微小穿刺形成 2mm 的蝶形引流管。引流管可用 4-0PDS 缝线固定并与 Vacutainer 管连接。术后 24 ～ 36h 将引流管从头皮出口拉出 2.54cm（1 英寸），术后 48 ～ 72h 完全去除。

对前额和中面部用 1.27cm（半英寸）宽的棕色微

孔胶带缠绕。最初的缠绕应用从颞部无发区域至前额中层向上的方向。对下睑和颊部最初进行水平缠绕，然后进一步由下方斜向颞部方向进行缠绕。被缠绕的两个区域在外侧眶周区的皮肤不产生皱褶的情况下相互连接在一起。面部包扎是另一种防止结构移动、面部水肿和淤血的固定方法。包扎需要保留大约10天。在术后5天去除最初的绷带，之后可以使用较小的绷带。对下睑可额外包扎5～7天以免水肿和由于结膜肿胀（水肿）导致眼睑受到推挤。可将环形头盔状敷料用于前额、面部和颈部，保留大约24h。这样是最舒适的，并能捕获所有由冰敷处流至颊部和眼睑的液体。冰敷应用24～48h。

手术步骤

- 做2cm的颞部切口，使用硅橡胶切口保护器。
- 于颞部固有筋膜层解剖颞部皮瓣，随后提升TLF内侧骨膜和颧弓上缘下方的骨膜。
- 保留TV2和ZTN。
- 在第一前磨牙位置做一2cm长的垂直口内切口。在光导纤维灯拉钩的协助下在口内入路完成中面部50%的剥离。在内镜下进行中面部另外50%区域的剥离。这包括颧弓的前2/3和眶下老年环。暂时保留眶下神经周围的附件以避免牵拉神经痛。

- 应用4-0 PDS缝线和RB1缝针从老年环到眶下SOOF进行缝合，固定到固有颞筋膜前方和2号颞静脉上方。
- 应用PDS缝线和RB1缝针顺序缝合SOOF侧面（3-0 PDS）、口角轴上方纤维脂肪组织（4-0 PDS）和从颊间隙挤压出来的Bichat脂肪垫。通过颞部纵切口来完成这些缝合。
- 依照如下顺序和位置来提升/折叠中面部结构：首先在TFP的前方缝合Bichat脂肪垫，随后在中间缝合口角轴，最后是更加侧向和斜向地对侧面SOOF进行锚定。单层缝合Bichat并对SOOF和口角轴采用"滑动Peruvian渔夫结"。
- 在中面部导入直径2mm的蝶形引流管并以4-0 PFS缝线固定。
- 应用3-0 PDS缝线和RB1缝针从STF向TFP悬吊上内侧颞部皮瓣。
- 用缝皮钉缝合颞部切口，用4-0铬肠线缝合口内黏膜。
- 实施以5-0聚丙烯缝线将眼轮匝肌的膜部悬吊至TFP的下睑皮肤成形术。重新垂直覆盖和去除多余的下睑皮肤。
- 需要时在中面部和眉部的中央薄层处注入微量脂肪。
- 在前额和中面部使用微孔棕色胶带（1.27cm宽）包扎形成头盔型面部辅料。

■ 疗效

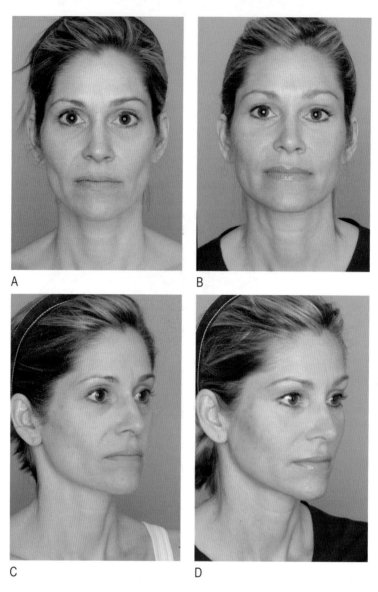

图 12-15 43 岁女性应用眼轮匝肌悬吊进行前额内、中面部内和仅针对皮肤的下睑成形术，将 20ml 脂肪移植到眉弓、眉间和唇部。将 Bichat 脂肪垫应用背驮式技术填充到 SOOF 缝合侧面。术后照片拍摄于 12 个月之后。（A）术前正面照。（C）术前 3/4 照。（B）术后正面照。（D）术后 3/4 照

病例 2

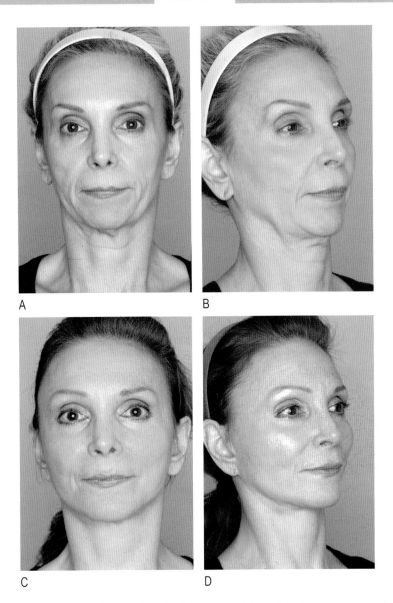

图 12-16 60 岁女性，有明显的面部松弛、脂肪萎缩和眼部空洞化。松弛以下面部和颈部明显。尽管有明显的缺憾，但她有下巴和下颚填充物下降。她有 CO_2 激光换肤术的治疗史。对她进行前额内、中面部内和改良颈部除皱术（内镜辅助双平面整容）、重睑成形术和 42ml 脂肪移植。中面部容积扩增最主要的是与 Bichat 脂肪垫和折叠技术有关。术后照片是 3 年后。（A、B）术前照片（C、D）术后照片

病例 3

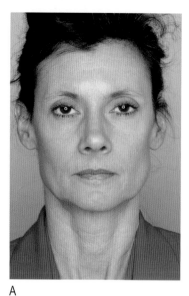
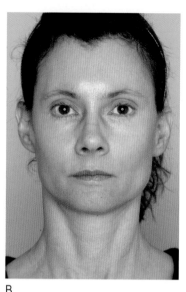

A   B

图 12-17 51 岁女性，显示早期老化表现，她需要全面部分期进行整容。首先进行颞内 - 中面部手术，12 个月后进行改良的颈部除皱术，6 个月后修正上睑下垂。在第一阶段她也进行了针对仅皮肤的下重睑成形术和将 30ml 脂肪移植到眉间、眉弓，将少量脂肪移植到唇部。（A）术前照片。（B）术后照片

病例 4

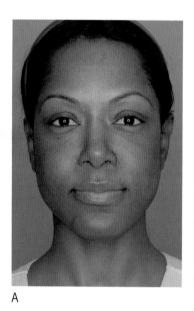
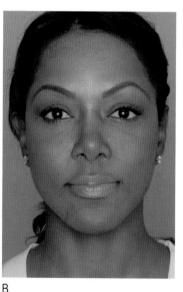

A   B

图 12-18 35 岁女性，有鼻成形术、瘢痕修复和下颌角植入术病史。她需要进行面部轮廓美容治疗和除皱。对她实施了内颞 - 中面部，以及应用内切眼睑软骨眼轮匝肌浅表的肌肉纤维进行的下睑成形术。也进行了鼻侧植入 Medppor（Porex Co，Newnan，GA）和固定于鼻部基底部骨膜下。没有采用脂肪移植。术后照片是 6 个月的。A、C 为术前照片，B、D 为术后照片。术前观察到面下部不够饱满，眼轮萎缩，这两点已经纠正了。同时观察到鼻侧植入体和鼻部锚定，术后眼轮有更好的美学外观

病例 5

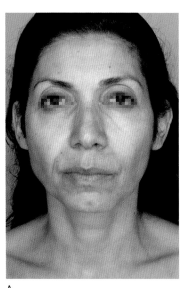 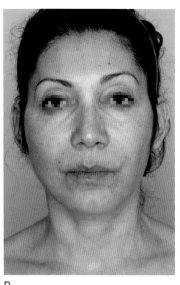

A　　　　　　　　　　　B

图 12-19　51 岁女性，呈现疲劳外观，尽管颊部有比较好的骨性支持，但是存在颧骨下不饱满和中面部轻微松弛，有眼轮匝肌萎缩和口周的紧张感。4 年前她进行了前额内、中面部内和仅针对皮肤的下睑成形术，将 26ml 脂肪移植于眉间、眉弓和鼻唇沟，使用中等尺寸的 RZ Medpor 下颌植入体。1 年后对她进行了改良的颈部除皱术。（A）术前，可以看到中面部的松弛和短小凸面中面部反弧线，这使得她的面部看起来有轮廓感。（B）术后可以看到前后垂直外形颊部凸面的扩展

病例6

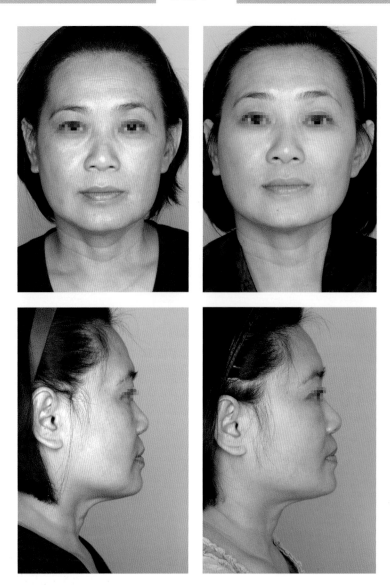

图 12-20 49 岁亚裔女性，她需要通过内镜而不需要切除皮肤包括眼睑来达到面部年轻化的治疗。她表现为平坦颊部并伴有下睑和中面部的松弛。由于折叠技术会产生颧部过于饱满，颧部也很宽，这个技术被改良为切除全部颧弓，延伸切口并使其超过咬肌肌腱，明显低于和宽于常规。过程中不需要折叠 SOOF 侧面和耳蜗轴，这种方式比前后容积扩张的提升效果要更加有效。颧部附近区域被填充 Bichat 脂肪垫以扩大颊部凸出的垂直尺寸。尽管保守一些，但是提升的效果表现在下颚线和颈部（见相对侧面照）。不需要采用上睑或者下睑成形术或脂肪移植

病例 7

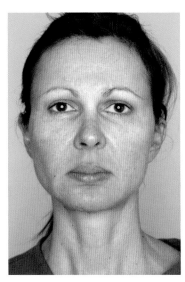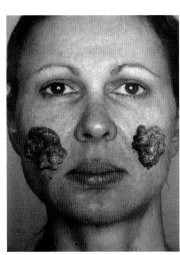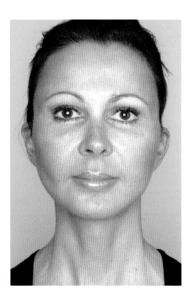

图 12-21　对 53 岁女性进行前颈部提升和两颊部提升以改善中面部下部过于饱满和面口周的下垂。对她也进行了一些将脂肪移植到颊部的步骤，她进行内颞 - 中面部和次级颈部提升，以及仅针对皮肤的成形术。没有采取脂肪移植。为了改善中面部下部的饱满感，对她进行了双侧 Bichat 脂肪垫切除。应用垂直和斜行重复颈部提升折叠技术对松弛皮肤做最大的提升

术后护理

如果对患者应用了双平面技术，或者除了在内颞部 - 中面部或者内前额 - 内中面部以外还应用了多种面部填充物，则应在观察室过夜，可为面部提供持续的冰敷并控制任何潜在的高血压和（或）术后的恶心和呕吐（post-operative nausea and vomitting，PONV）。高血压和 PONV 是术后出血、过度水肿和淤血发展的重要影响因素。第二天可以去除环形头套，应用软质的颈托，36 ~ 48h 后去除引流管。前额和中面部辅料至少维持 5 天，下睑的辅料保留时间要更长些。4 ~ 5天拆除眼睑缝线，7 ~ 8 天拆除头皮缝线。淋巴按摩对于有面部植入物或者使用双平面技术的患者特别有帮助。进行典型内颞 - 中面部手术的患者 2 ~ 3 周就可以返回工作，如果手术再复杂些，则患者需要额外的 1 ~ 2 周进行恢复。患者 1 个月后可以进行体育活动，2 周后能够使用化妆品。

总结

小切口中面部提升能够通过独特口的内切口完成。然而内颞中面部或者内前额 - 内中面部技术会更加有效地重塑中面部及眶周区域。广泛的骨膜下和筋膜下剥离可使这些组织更好地进行重塑。折叠缝合可以提升和扩充颊部。然而 Bichat 脂肪垫是产生颊部区域曲线和口周部位凹陷感最重要的因素，并由此同时产生中面部的典型弧线。小切口中面部手术能够联合任何面部年轻化技术，在使用面部填充物时能达到完美的配合。

（赵小忠　译）

推荐阅读文献

Little JW. Three-dimensional rejuvenation of the midface: volumetric resculpture by malar imbrication. Plast Recontr Surg 2000;105:267–285.

Ramirez OM. Aesthetic craniofacial Surgery. Clin Plast Surg 1999;21:649–659.

Ramirez OM. The central oval of the face: tridimensional endoscopic rejuvenation. Facial Plast Surg 2000;16:283–298.

Ramirez OM. Full face rejuvenation in three dimensions: a face lifting for the new millennium. Aesthetic Plast Surg 2001;25:152–164.

Ramirez OM.Three-dimensional endoscopic midface enhancement. A personal quest for the ideal cheek rejuvenation. Plast Reconstr Surg 2002;109:329–340.

Ramirez OM, Heller L. Facial rejuvenation. In Peled IJ, Manders EK (ed). Aesthetic Surgery of the Face. London: Taylor & Francis; 2004:73–90.

Ramirez OM, Volpe CR. Double ogee facial rejuvenation. In: Panfilov DE (Ed). Aesthetic Surgery of the Facial Mosaic Berlin: Springer Verlag; 2007:288–299.

Ramirez OM, Volpe CR. Tridimensional Endoscopic Facelift. In: Azizzadeh B, Murphy MR, Johnson CM (Ed). Master Techniques in Facial Rejuvenation. Philadelphia, PA: Elsevier Saunders; 2007:173–196.

Ramírez OM, Volpe CR. Remodeling the face in three dimensions: soft tissue v. alloplastic implants. In: Terino EO (Ed). Three Dimensional Facial Sculpting. New York: Informa Healthcare USA; 2007: 73–93.

光盘目录